Lucy A. und Walter J. Beeler
Naturheiler

Heilkraft mir der Stein verschafft

Angewandtes Wissen über natürliche
Gesundheitsvorsorge und Förderung
mit edlen Steinen.
Wegweiser zur täglichen Anwendung
und Nutzung dieser Ur-Kraft.

Verlag

Para 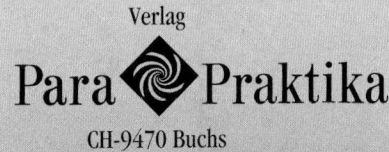 Praktika

CH-9470 Buchs

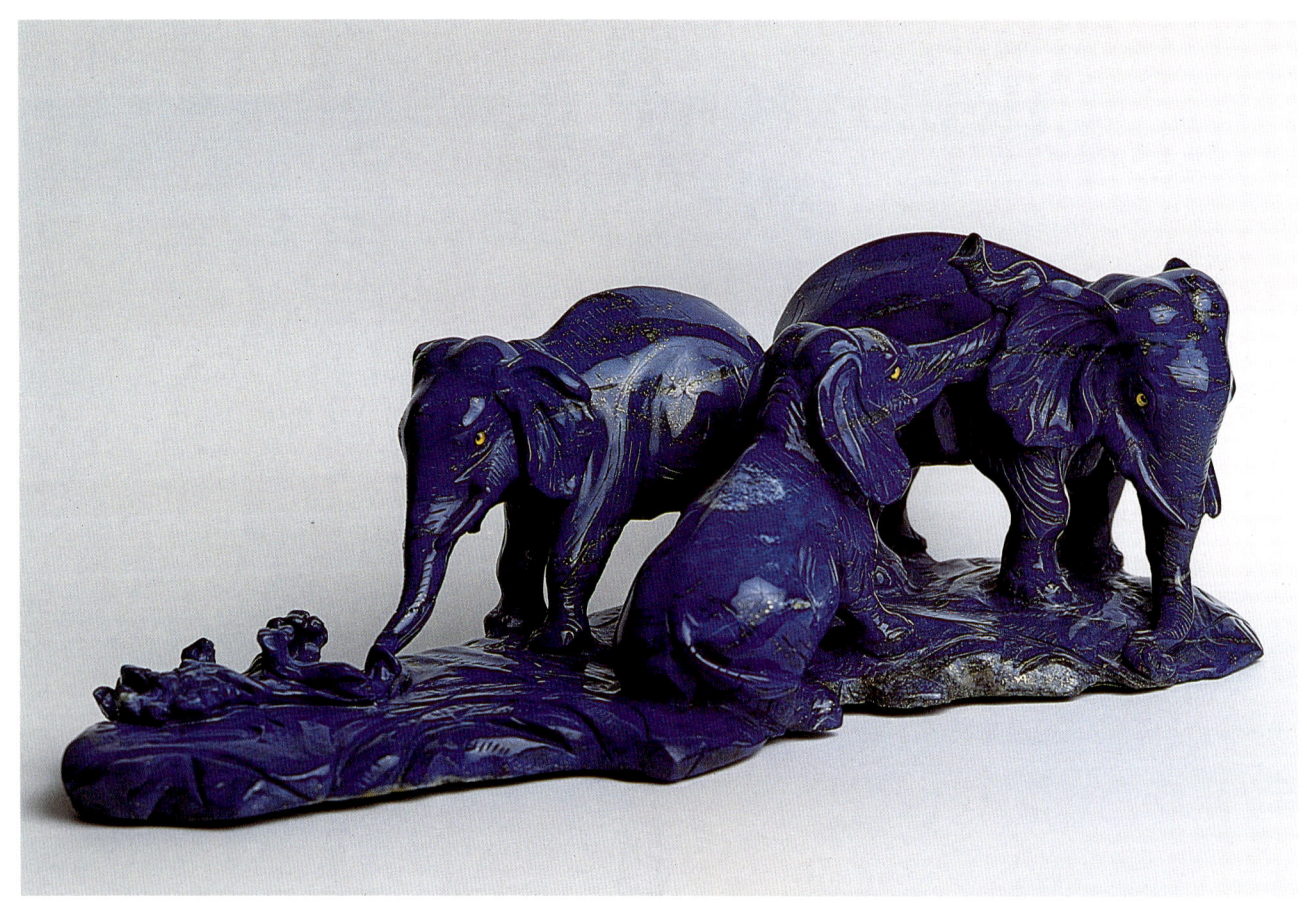

Steinschnitzerei aus einem Stück Lapislazuli

Inhaltsübersicht

Beweggründe zum Buch
"Heilkraft mir der Stein verschafft"

In einer Zeit, wo jeder jeden über Gesundheitsförderung mit Edelsteinen nach seinem Wissen orientiert, mit Informationen überhäuft und eine riesige Fülle an Literatur und Prospektmaterial auf dem Markt zu haben ist, unternehme ich mit Hilfe meiner lieben Frau Lucy als Mitautorin, hiermit den sehr bewussten Versuch für alle Leser dieses Buches leichtere Uebersicht, mehr Klarheit und besseres Verständnis im Umgang mit edlen Steinen zu schaffen.

Meine Eltern haben mir den Kern hierfür liebevoll bei der Zeugung mitgegeben. Im Herbst 1949 kam ich im trauten Heim in Netstal zur Welt, wo meine Mutter schon seit 1942 mit grosser Liebe und tiefer Überzeugung für positive Lebensgestaltung, gesunde Ernährung und Bekleidung ihr – für die damaligen Verhältnisse reichhaltiges – Reformhaus betrieb. Die Ernährung war vorwiegend vegetarisch. Die Freizeitgestaltung beinhaltete stundenlange Märsche mit Stein-, Baum-, Pflanzen-, Pilzkunde u.v.a. mehr.

Der Wintersport war ebenso in die Erziehung eingebunden wie das Arbeiten im "Heiri-Hüsli Glarnerland" an jedem nur erdenklichen schulfreien Mittwochnachmittag, was zwar meinem Erzieher nicht immer so einfach gelang.

Jetzt staunen aber auch Sie, wie schon Tausende vor Ihnen, ganz gewaltig. Hier mischte mein strenger Vater und Lehrer schon seit 1944, nach eigenen Rezepten je nach Verwendungszweck für Menschen, Tiere, Pflanzen oder je nach Bodenbeschaffenheit für Äcker, Wiesen, Gärten und Kulturen, riesige Mengen gemahlene Lava von den verschiedensten Vulkanen und Urgestein aus Minen der ganzen Welt. Beim Abfüllen und Verschliessen der Säcke wurde meine überschüssige Kraft eingesetzt.

Mein Vater war seit Jahrzehnten schon Pionier und geistiger Krieger. Sein Engagement galt vor allem der Vorantreibung natürlicher Gesundheitsvorsorge und Förderung des Volkssportes, der Vorträge und der Kurse sowie der Motivierung und Beratung Vieler, die bei uns Rat und Hilfe suchten.

So kam es sowohl als auch dazu, dass ich als Begleiter beim Ausliefern des Lava- und Urgesteinmehls und der Lebensmittel, und ebenso zu Hause im Reformhaus, vieles mitsehen, mithören und selbst erleben durfte. Rückblickend muss ich aber auch eingestehen, dass es eben doch auch verschiedenste bittere, schmerzliche Erfahrungen waren, die mich in vieler Hinsicht oft auch hart, unnachgiebig und unerschütterlich erscheinen lassen. Solche Werte prägten mich schon ab frühester Kindheit. Als sehr sensibler, medialer Junge war ich eigentlich doch immer stets bestrebt, meinem ur-eigenen Wesen treu, und zu meinen Mitmenschen nach wie vor offen, ehrlich und frei zu bleiben, was mir dank meinem ungebrochenen Ur-Vertrauen und meiner stets fröhlichen Natur gelungen ist. Vom Kind bis zum Greis, alle die schwach und hilfsbedürftig waren, bekamen meine Zuwendung, Kraft und Unterstützung zu spüren.

So vergingen all die Jahre, hier, da und dort, ob in Schulen, Altersheimen, Spitälern und auf der Strasse auch, empfand ich immer eine verbindende Liebe zu allen Menschen. Meine während Jahrzehnten gesammelten Erfahrungen auf dem Gebiet der Natur-Heilung bei Menschen, Tieren und Pflanzen, beruhen auf den Erkenntnissen vieler Wege, die ich gewandert bin, auf der Suche nach dem Sinn und der Wahrheit. Ich begegnete im In- und Ausland gar manchem Wegweiser, Missionar, Fanatiker und Propheten fast aller möglichen und unmöglichen Theorien und Praxen. Stets mehr und mehr erkannte ich, dass es halt doch nur sehr wenige Menschen gibt, die sich ihres wahren Ur-Sprungs bewusst sind.

Wissen Sie wirklich, was Gott-Vertrauen heisst? Dann bitte ich Sie, leben Sie ab sofort danach. Verehren und verherrlichen Sie diesen einzigartigen Schöpfergeist mitsamt seiner Schöpfung. Sind Sie doch endlich auch Lokomotive eines liebe- und verständnisvolleren Weltbildes. Werden und machen Sie sich bitte niemals wieder zum verantwortungslosen und blinden Anhänger. Tiere und Pflanzen sind ebenso Teile dieser Schöpfung wie Sie, die Kinder dieser Erde und eben auch die Mineralien und Edelsteine.

Ich bin weder Arzt noch Zauberer und schon gar kein Guru. Mit diesem und dem folgenden Buch „Gesundheit im Sein – durch Schöpfers-Kraft im Stein" kann und werde ich Ihnen in Theorie und an praktischen Beispielen grundlegende Erkenntnisse zur Verbesserung der Gesundheit und der Lebensqualität vermitteln. Bitte glauben Sie aber nicht, dass aufgrund dieser Bücher eine Behandlung durch den Arzt unnötig ist. Ich gebe aber damit ihm und Ihnen eine wunderbare, wichtige Heilunterstützung und Förderung in die Hand.

Jenseits aller Medizin zeige ich Ihnen, wie man erfolgreich Lebensfreude, Vitalität und Gesundheit aufbaut und wie man ein kleiner Meister der Selbstheilung werden kann. Ich erhebe keinen Anspruch auf Unfehlbarkeit oder gar absolute Wahrheit oder alleiniges Wissen.

Alle Mitwirkenden dieses Buches sowie wir selbst als Autoren können und werden in keiner Weise die Verantwortung für Sie und Ihre Handlungen übernehmen.

Dieser übersichtliche und praxisorientierte Ratgeber ist für den gezielten Heileinsatz edler Steine in Gebrauch und Zusammenwirkung verschiedener Anwendungen, Methoden und Techniken für alle Rat- und Hilfesuchenden bestimmt.

Wir vom Para-Praktika Gesundheitsteam wünschen Ihnen jetzt viel Kraft, Licht und Liebe auf diesem erfahrungsreichen Weg.

Und bitte, wenden Sie sich jederzeit vertrauensvoll schriftlich oder nach Terminvereinbarung persönlich mit allen Ihren Fragen unbefangen an meine Lebenspartnerin und an mich.

Ihr Naturheiler und Ratgeber
Walter Johann Beeler

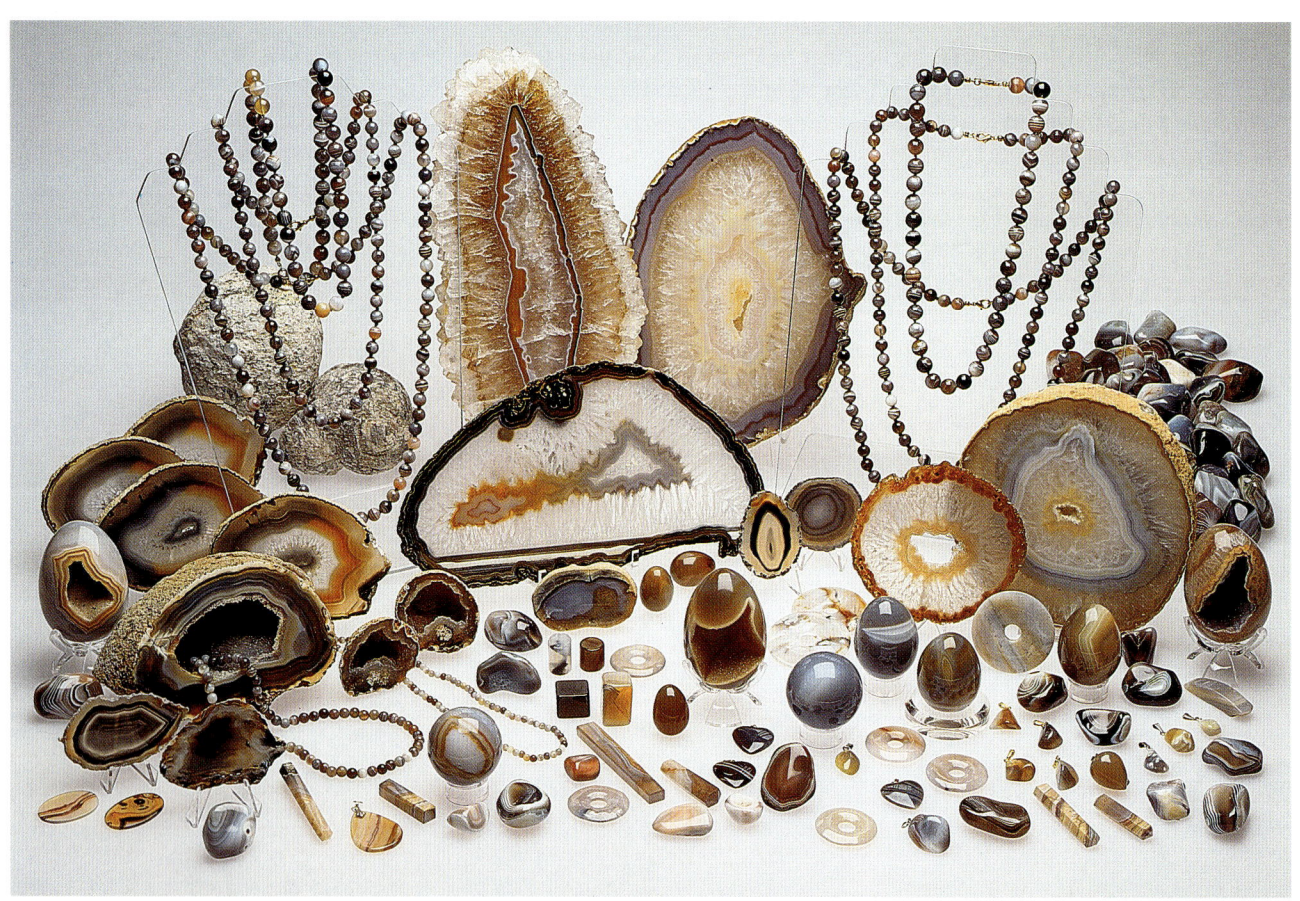

Wegbereitung

Uns hat die Schöpfung mit der Luft, den Wassern, den Meeren und den Gesteinen der Mutter-Erde einen einzigartigen Speicher an Elementen und dadurch unseren Lebensraum geschaffen.

Alle edlen Steine sind also Bestandteile des Gesteins unserer Natur, die sich nach der Entstehung der Erdkruste über Millionen von Jahren im Innern und an der Oberfläche aus den verschiedensten Mineralstoffen und Spurenelementen durch chemische Prozesse zusammenfügten. Riesige Erdbewegungen, Vulkane, Witterungseinflüsse, Hitze und Druck gaben so dem Gestein diese unglaubliche Vielfalt veränderter Mineralwerte, Formen und Farben. Dabei entstanden auch organische Versteinerungen wie Bernstein, Gagat (Jett), Holzstein . . .

Die Atome, Ionen und Moleküle im Gestein erzeugen je nach Zusammensetzung der Elemente Kristallgitter, die sich teilweise bei Druck und Schlägen piezoelektrisch und bei Erhitzung und Reibung pyroelektrisch laden. Im Zusammenhang der Entstehungsgeschichte entstanden so auch bei den Mineralien elektromagnetische, bioelektromagnetische, aktivmagnetische, passivmagnetische, elektroleitfähige und bioleitfähige und teilweise auch radioaktive Schwingungen, die sich fortwährend auf alle Lebensformen auswirken.

Alle diese Vorgänge und Prozesse finden nach wie vor im dynamischen Geschehen des Seins statt. Dadurch werden eben auch wieder die innerkristallinen Strukturen und deren Magnetfelder verändert. In diesem evolutionären Geschehen entwickeln sich die Pflanzen, Tiere und die Menschen. Alle diese Lebensformen prägen aber ebenso das kollektive Bewusstsein des Planeten Erde. Dies wirkt sich wiederum auf die Ebenen der Kristalle aus, wodurch fortlaufend Energie- und Magnetfeldresonanzen erzeugt werden.

Also schliessen wir daraus, dass die Kristalle das balanceschaffende Element des Universums darstellen, und die in den Edelsteinen enthaltenen Schöpfungsinformationen vom Mikro- und Makrokosmos für alle Entwicklungsstufen auf physischer, psychischer und spirtueller Ebene voll nutzbar sind.

Die wissenschaftlichen Forschungen der letzten Jahrzehnte, vorab bei den Kernphysikern (Atom-Lehre), ergaben interessante Ergebnisse: Alles Sein besteht aus Atomen, diese wiederum aus positivelektrischen Protonen, elektrischneutralen Neutronen und aus den negativelektrischen Elektronen. Die Atome wiederum verbinden sich zu Einheiten der Molekularstrukturen und bilden so die Grundbausteine der Kristalle und edlen Steine.

Mittels modernster Technik fand man heraus, dass aber das Ganze aus noch kleineren Teilen bestehen muss, nämlich aus reiner Energie. Als naheliegende Schlussfolgerung dieser wissenschaftlichen Forschungsarbeiten steht fest, dass Energie und Materie den gleichen energetischen Ursprung haben. Materie ist einfach nur eine verlangsamte Form von Energie.

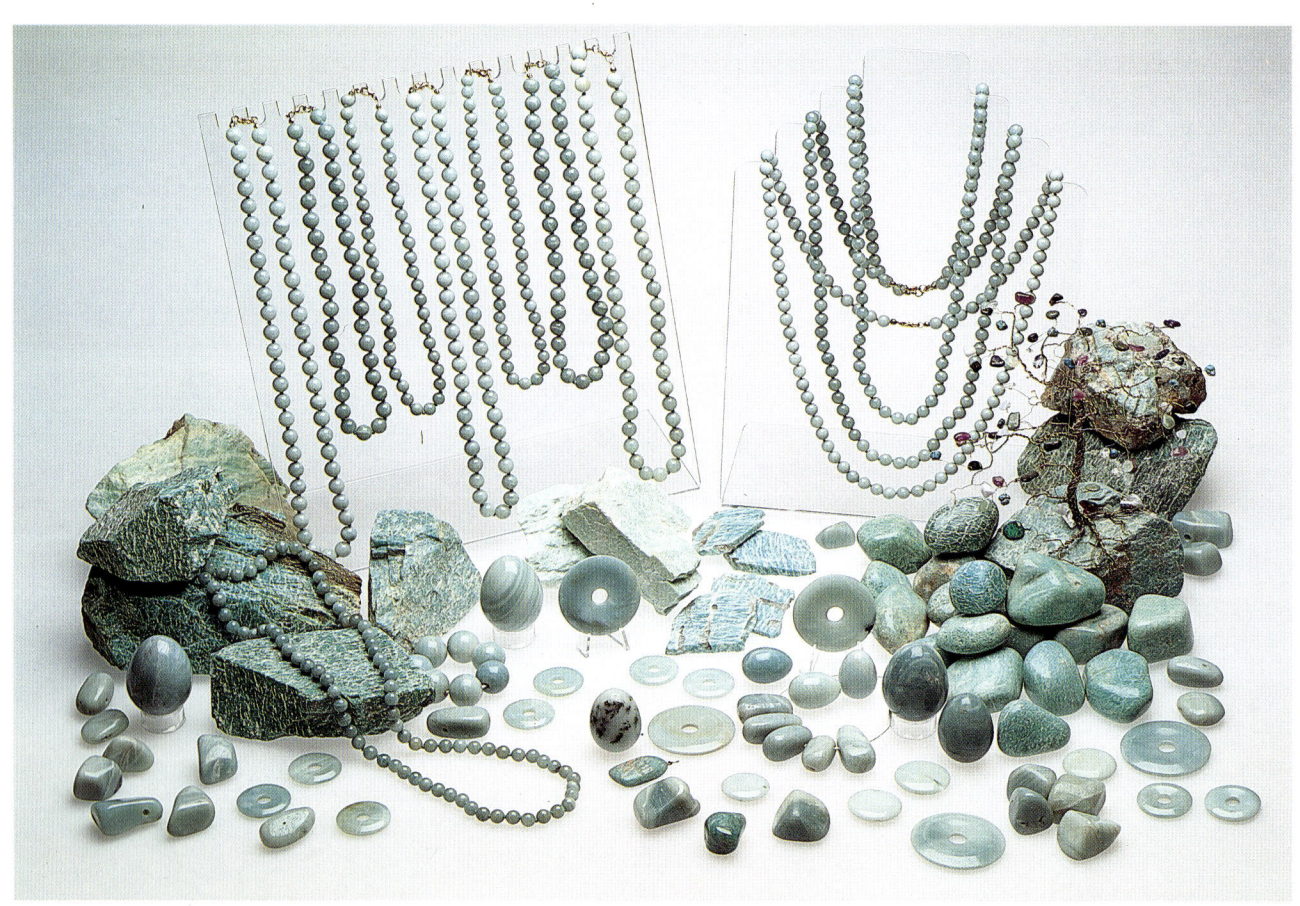

Jetzt wissen wir also, dass Steine lediglich eine andere Form von Energie sind, und genau das wusste man schon seit jeher bei jeglicher Anwendung zu nutzen. 7000 Jahre schon sind Edelsteine unentbehrliche Helfer im Leben der Menschen. Bei genaueren Betrachtungen aller Entwicklungsrichtungen, Kulturen, Religionen, Länder und einschliesslich unserer Gesellschaft findet man hierbei keine Schranken – Reichtum, Macht, Schutz, Gesundheit, Wissenschaft und als Beispiel die Technik:

Silicium ist das Speichermedium beim Computer. Turmaline werden im Kurzwellenbereich benötigt und in der Flugzeugindustrie zur Überwachung der Turbinen-Temperatur eingesetzt. Weltweit haben sich Quarzuhren über Jahrzehnte bewährt und im All umkreisen Sonden und Satelliten mit hochtechnischen Geräten die Erde mit Quarzaggregaten.

Vergessen? Nein, haben wir die Diamanten und Saphire an den Nadeln, die die Rillen der Schallplatten abtasteten sicher noch nicht. Und in der Ur-Zeit des Radios? Da wurden sogenannte Detektoren gebastelt, bei denen Bergkristallspitzen die Herzstücke dieser Empfänger waren. Und heute? Da lenkt ein Rubin im CD-Player den Laserstrahl. So könnte man noch viele technische Nutzbarkeiten der Edelsteine aufzählen.

Wichtig ist hierbei noch die künstliche Züchtung und Herstellung von Industrie-Kristallen in den Labors zu erwähnen.

Im Bereich unserer Gesundheit gibt es viele wissenschaftliche Abhandlungen bezüglich der Lebensnotwendigkeit der Mineralstoffe und Spurenelemente. Wir nehmen den Grossteil über die Nahrungskette auf und trotz einer gesunden, ausgewogenen Kost kommt es zu Mangelerscheinungen.

Täglich bewegen wir uns, sind überzeugt gesund zu leben, glauben an unsere Ideale, verdienen gutes Geld, Familie und Heim scheinen O.K. zu sein, und trotz allem macht der Körper nicht immer mehr mit. Hier genau an dieser Stelle ist Einhalt geboten:

Was sind eigentlich meine Lebensziele?

Wie weit ist es mir gelungen, gesteckte Ziele zu erreichen?

Was genau hält mich vom vollständigen Erreichen meiner Ziele zurück?

Können berufliche Erfolge zu meinem Glück beitragen?

Wo sind die wirklichen Gründe meiner Hindernisse zu suchen?
* Umgebung * Beruf * zwischenmenschlich * charakterlich * …

Welche Frustrationen machen mir am meisten zu schaffen?
* Liebe * Sexualität * Figur * Aussehen * Suchtmittel *

Wen mache ich für meine Situation verantwortlich?

Bin ich mir wirklich bewusst, wofür – wozu ich am besten geeignet bin?

Erfüllt mich mein Privatleben?
* Gesellschaft * Freundschaft * Hobbys (Sport – Basteln – Lesen – Schreiben – Theater u.a.) * …

Nehme ich jede Gelegenheit wahr, um meine Fähigkeiten und Talente nutzvoll einzusetzen?

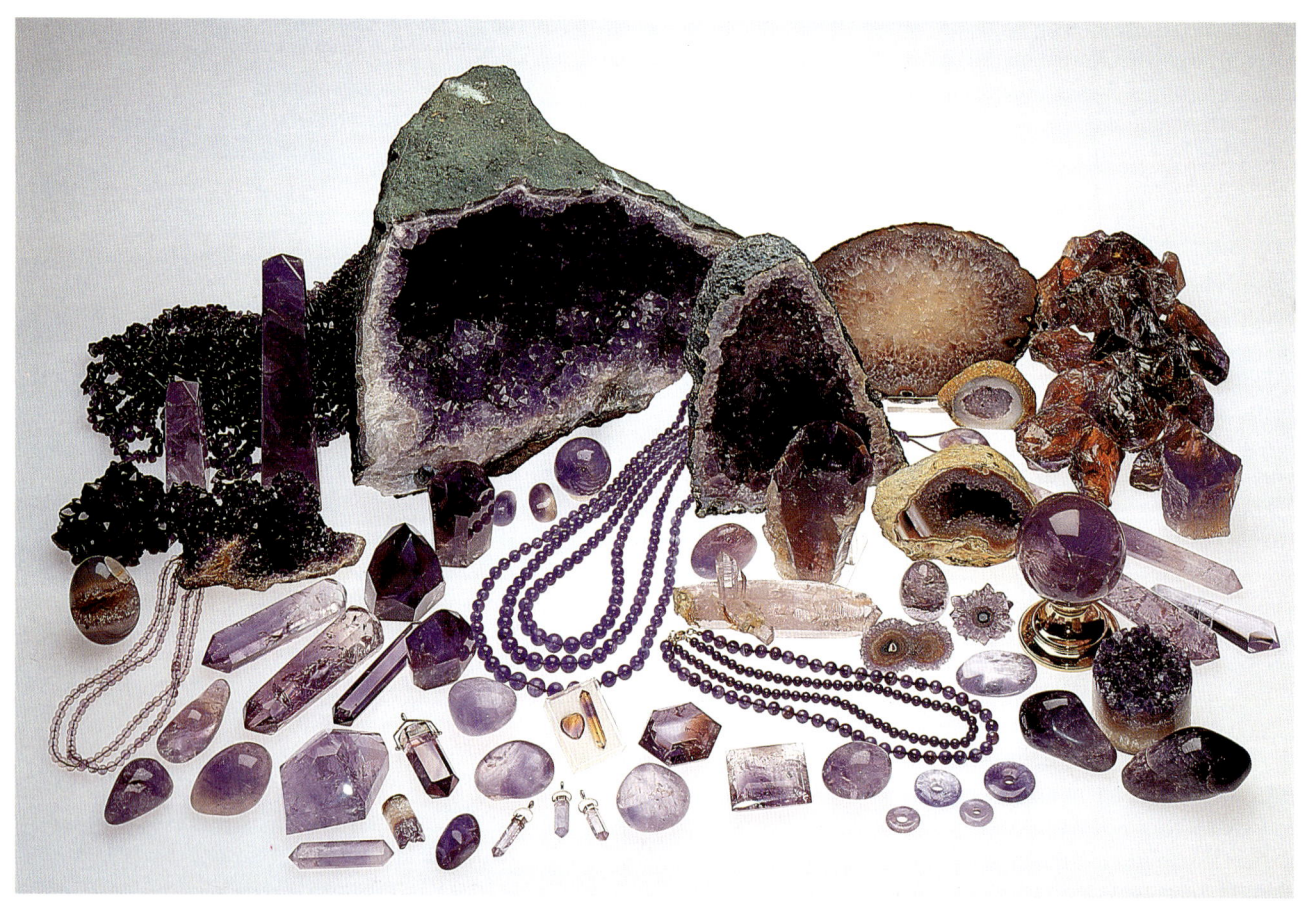

Befolge ich die Naturgesetzmässigkeiten „Ursache und Wirkung", um mein Leben sinnvoll, harmonisch und erfüllt zu gestalten?

Wie kann ich diese Lernaufgabe meistern? * erkennen * akzeptieren * sich aussprechen * aufarbeiten *

Befolge ich ein gutes Konzept, um Gesundheit, Wohlstand, Glück und Erfolg zu fördern?

In diesem Buch sind viele Möglichkeiten, um uns selbst klarzustellen, wo? wie? weshalb? warum? . . . . . . Edelsteine aufbauend anzuwenden sind, damit wir uns selbst nicht mehr im Wege stehen.

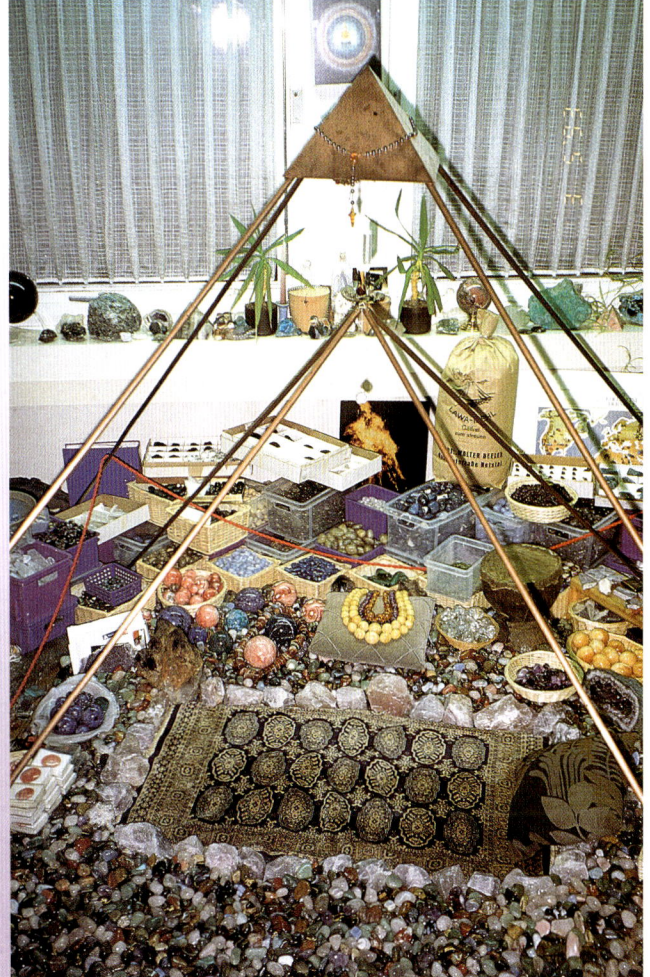

In dieser Pyramide werden die gereinigten, über Tage an Sonne und Mond aktivierten Edelsteine, pyroenergetisch aufgeladen. Dadurch werden ihre Ur-eigenen Heil-Schwingungs-frequenzen für die Gesundheitsvorsorge und Förderung freigesetzt.

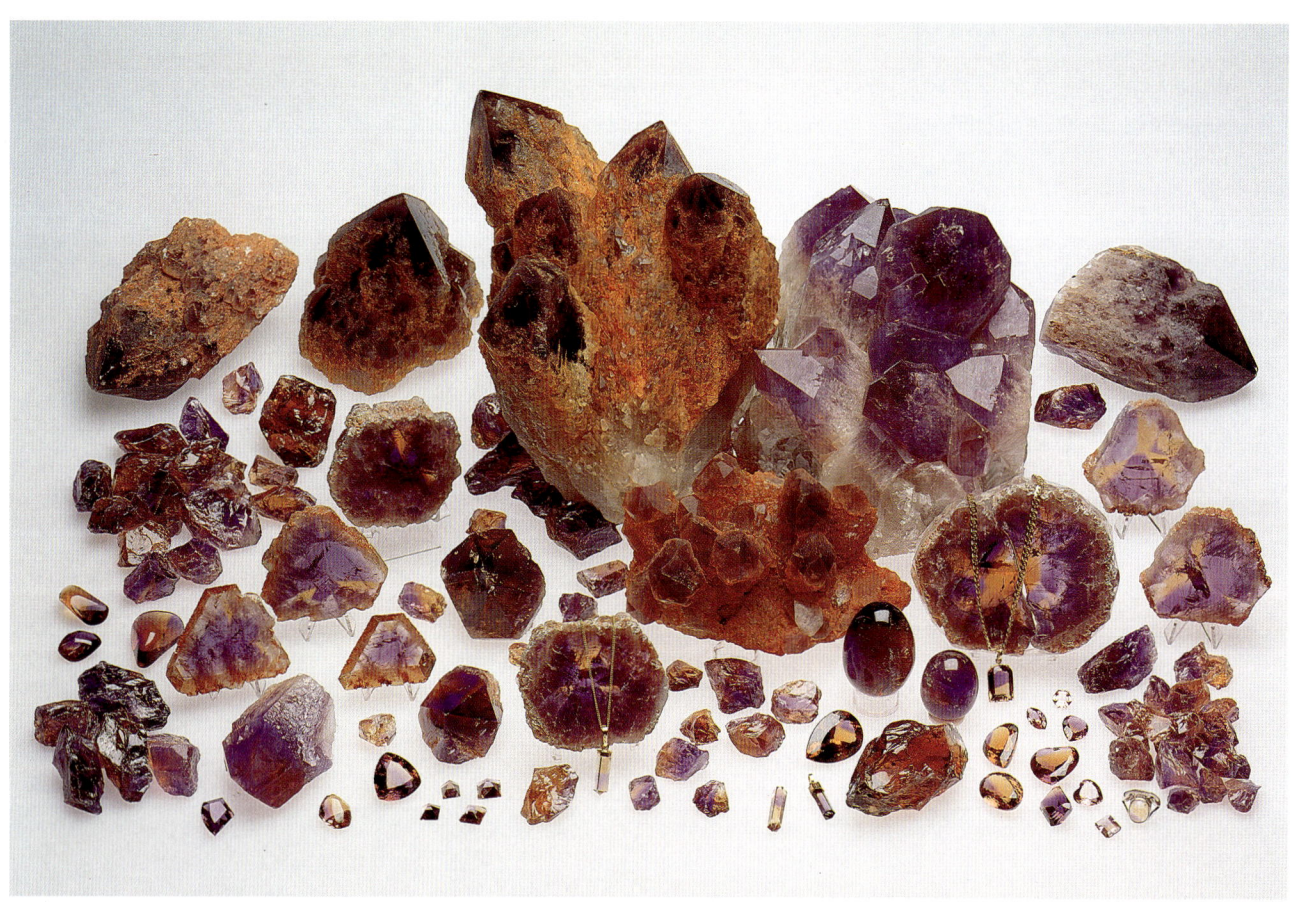

Erfahrungsdeutung der Farben

schwarz (behält alle Farben im Dunkeln)
Verborgenes · Unwissbares · Ehrung · Würde · Distanz · Selbstschutz · Persönlichkeit · Eleganz

silber
Neutralität · Gefühlswelt · Sensibilität · Diskretion · Romantik · Verträumtheit

rot
Aufbaukraft · Entschlossenheit · Antriebsfreude · Dynamik · Liebe · Sexualität · Durchsetzungsvermögen · Wille · Ausdauer · Gegenwartsinteresse · Impulsivität · Anregung · Aktivität · Erhaltungstrieb

orange
Lebendigkeit · Vitalität · Verschmelzung · Fruchtbarkeit · Nestwärme · Selbstwertgefühl · Feinfühlsamkeit · Erotik · Körperbewusstsein · Fröhlichkeit · Erfahrungsbereitschaft · Vorwärtsstreben · Wagemut · Widerstehungskraft · Sinnlichkeit · Gemeinsamkeit

gelb
Heiterkeit · Begeisterung · Kontaktfreudigkeit · Optimismus · Ruhe · Erfolg ·

Anerkennung · Wohlergehen · Regsamkeit · Zufriedenheit · Aufnahmebereitschaft · Urteilsvermögen · Lebensfreude · Grosszügigkeit · Feinfühligkeit · Entspannung · Lebensenergie

braun
Erdverbundenheit · Gemütlichkeit · Verarbeitungsfähigkeit · Gedeihen · Dauerhaftigkeit · Keimung · Verwurzelung · Vertrauen · Bodenständigkeit

rosa
Sanftheit · Nächstenliebe · Zärtlichkeit · Glücksgefühl · Vertrautheit · Unbeschwertheit · Liebesfähigkeit · Trost · Zuneigung · Geborgenheit · Nestwärme

grün
Regeneration · Herzlichkeit · Wachstum · Lebensfrische · Freundschaft · Liebe · Hilfsbereitschaft · Sympathie · Einfühlungsvermögen · Harmonie · Hoffnung · Grossherzigkeit · Erneuerung · Herzenswärme · Wohlstand · Befreiung

blau
Treue · Kreativität · Offenheit · Weite ·

Loyalität · Konversation · Freiheit · Sprache · Wahrheit · Entspannung · Gelassenheit · Taktgefühl · Inspiration · Verantwortung

indigo (dunkelblau)
Gedankenausrichtung · Intuition · Selbstverantwortung · Gottvertrauen · Wahrnehmung · Idealismus · Disziplin

violett
Vereinigung von Geist und Materie · Erkenntnis · Hingabe · Zusammenhalt · Medialität · Spiritualität · Transformation · Wandlung · Frieden

rotviolett
Einigkeit mit dem höchsten Bewusstsein und der Schöpfung · den Schöpfer samt seiner Schöpfung lieben

gold
Kraft · Ernte · Grossmut · Freiherzigkeit · Wohlstand · Energie · Weisheit

weiss (enthält alle Farben des Lichts)
Reinheit · Aufrichtigkeit · Klarheit · Einfachheit · Neuorientierung · Durchsicht · Unschuld · Wahrheitsliebe

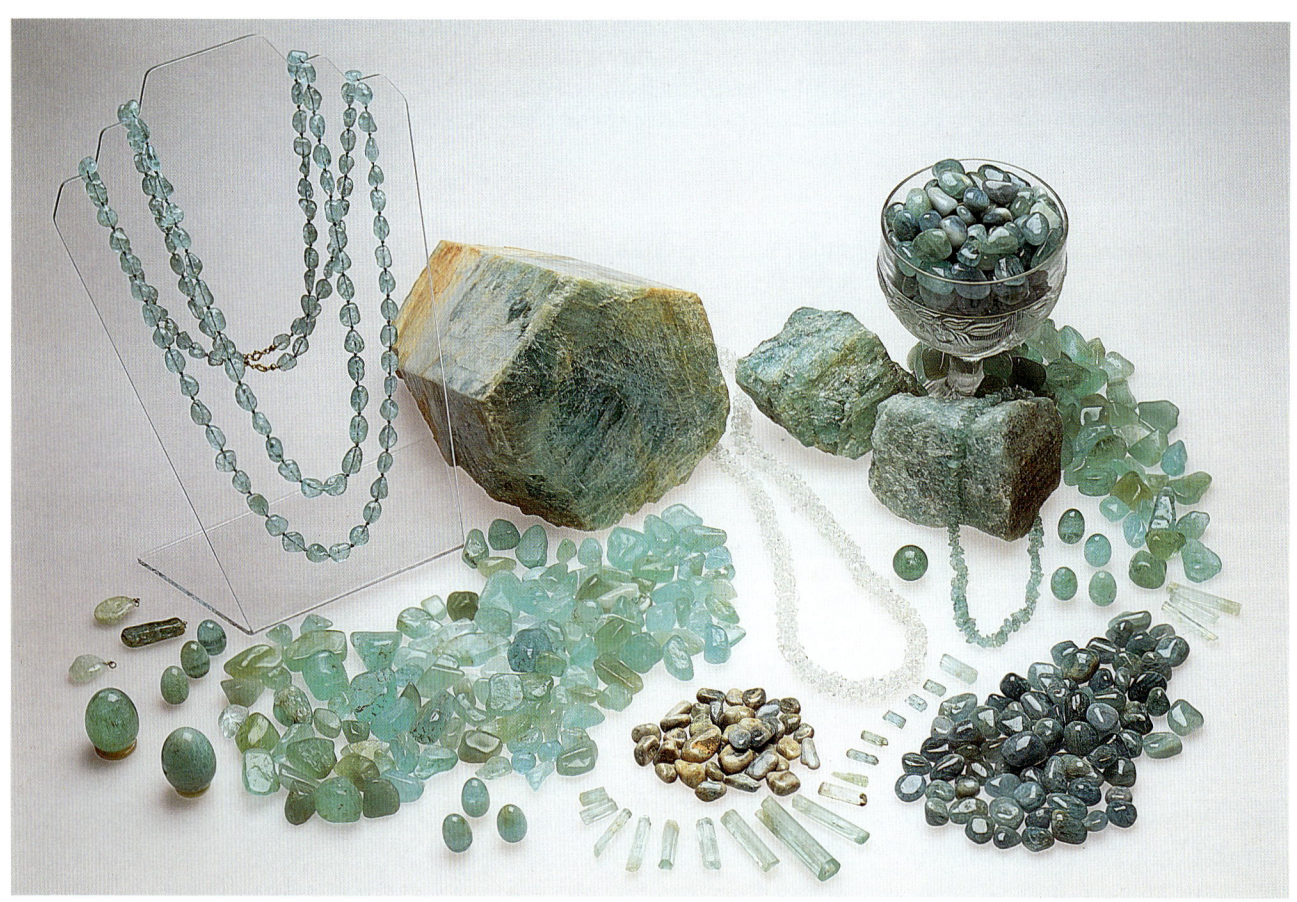

Formen und ihre geistige Zuordnung

Rohbelassener Stein
ungebändigte rauhe Energieschwingungen · dynamisches Einwirken · Ausdruck kosmischer Ur-Energie · Bewusstwerdung durch Reflexion der Realität · Abschirmen von einwirkenden Fremdenergien

Natur-Spitze
Konzentration der kosmischen Ur-Energie · spiritueller Lichtspender · Ausrichtung zur schöpferischen Ordnung · Meditationsbegleiter

Natur-Doppelender
Gleichgewicht psychischer und physischer Ebenen · Entwicklung von Kreativität und Intuition · Neutralisierung unkontrollierter Emotionen · Gedankenausrichtung · Lichtbrücke für mediales Arbeiten · Fernhilfe · Kontaktheilungen

Gruppe – Familie – Stufe
Raum-Harmonisatoren · Lichtaggregate und Freudenspender für bewegte Zeiten · Kraftpol für die Gemeinsamkeit · Gruppenkern · Aktivieren und Aufladen von Steinen, Schmuck und Liebgewonnenem

Splitter-Kette
Aufeinander zugehen · Ausbruch · Aufbruch · Umbruch · Durchbruch · Dynamik · hilft Auseinandersetzungen zu meistern · sich nicht zersplittern · Abwehrfähigkeit · Wagemut · Spontanität · Angriffskraft · Verteidigungsfähigkeit · Konfrontationsfähigkeit

Trommelsteine
Handschmeichler
Lebensfreude und Interesse am Umfeld · wacher Geist · Toleranz · Zuverlässigkeit · Entspannung · Optimismus · Selbstakzeptanz · besserer Umgang mit sich und anderen · höhere Belastbarkeit · Zusammengehörigkeit · Kontaktfreudigkeit · Kontaktfähigkeit · Aufbau · Leistungskraft · Schleifprozess des Lebens · Glanz und Gloria

Würfel – Viereck
Existenzfestigkeit · Formgebung · Gestaltung · Materie · Raum · Planen · Schicksal · Wirklichkeitsbewältigung · Realitätsbewusstsein

Ei – Oval – Ellipse
Ur- und Schutzform für die Entwicklung des Lebens · vermittelt Geborgenheit und Vertrauen · Basis für Reifungsprozesse · Neubeginn · Befriedigung körperlicher Gefühle

Kugel – Kreis
Kugel-Kette
Donut / Pi-Scheibe
All · Erde · Universum · Unendlichkeit ohne Anfang und Ende · Harmonie · geistige Beweglichkeit · Abrunden · Zentrieren · bringt Vorstellungskraft, Intuition und Inspiration zum Fliessen · Quelle unerschöpflicher Energie

Pyramide – Dreieck
Konzentrationsaufbau · kreative Denkweisen · Spiritualität · Anziehung geistiger Kraft · Anschluss an das göttliche Licht · Energiepotenzierung · Wahrnehmung · Verschmelzung von Wissen und Bewusstsein

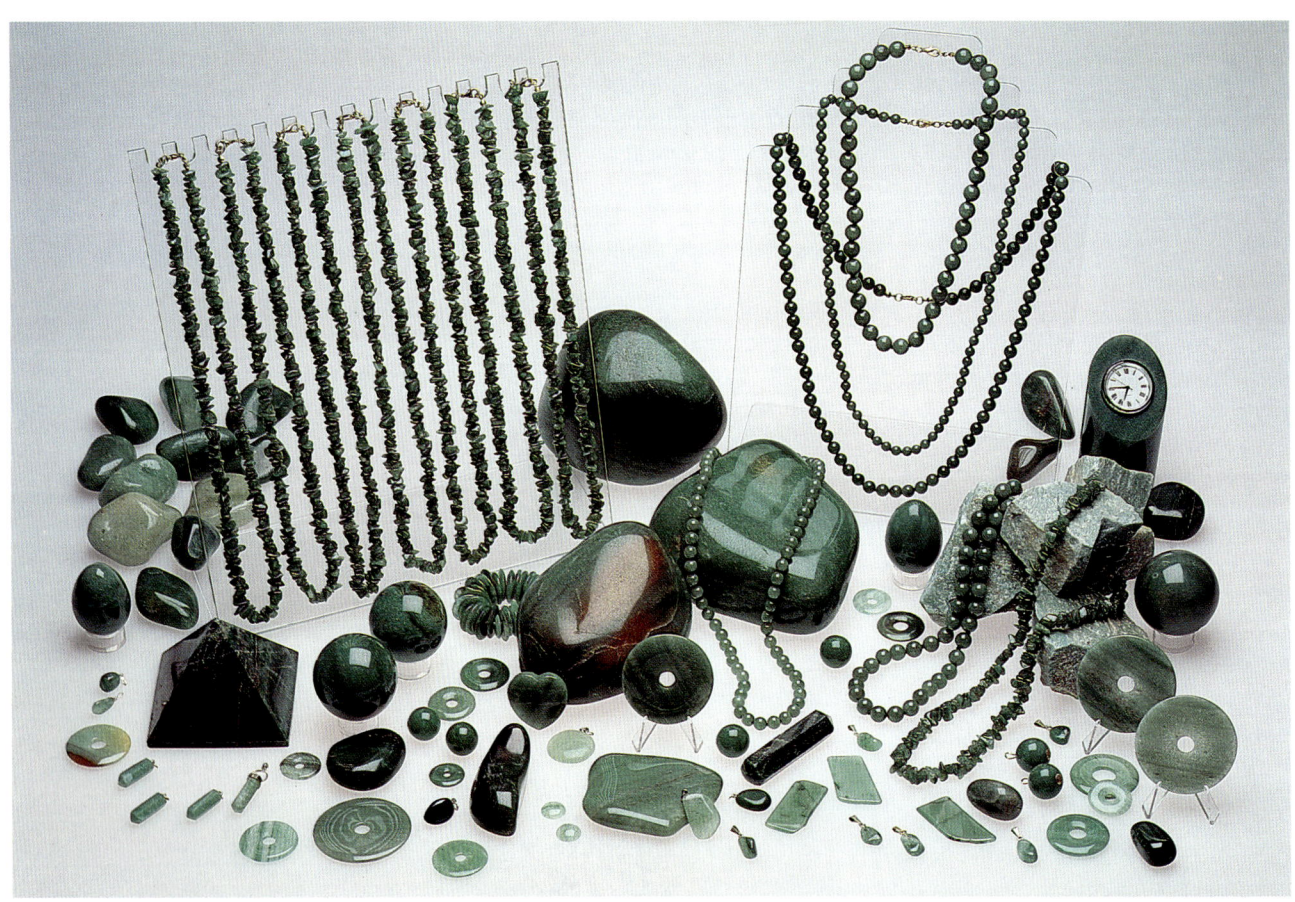

Obelisk

Wegweiser im Sturme der Gezeiten ·
Standfestigkeit im Lebensprozess ·
Vermittlungsstation · Empfangsantenne
der individuellen Bewusstseins-Einheit

Herz

Liebe · Liebesfähigkeit · Sanftmut ·
Verständnis · Mitgefühl · Nehmen und
Geben · Heiterkeit · Herzlichkeit ·
Partnerschaft · Zuneigung

Kreuz

Verantwortung übernehmen und tragen ·
Glauben und Vertrauen · Loslösung ·
Opferbereitschaft · Vergebung · Verzei-
hung · Annehmen · Entscheidung

Tropfen

Loslösen alter Muster · wieder weinen
können · Vertrauen in den Lebensprozess gewinnen · Trostspender ·
Klärung · Tautropfen

Heil-Stab

Strahler zur Energiefreisetzung und
-gewinnung · zum Kanalisieren geistiger
Energien · Laser für Kristallheilung ·
Akupressur · Fussreflexmassage ·
individuelle Körpermassagen

Facetten-Schliff

Farbenreflexionen zur inneren Lichtent-
faltung · Lebensbejahung · Ausstrahlung
des schöpferischen Lichtspektrums ·
Selbstbewusstsein

Barock-Schliff

Gelassene Rückschau · Vergangenheitsauflösung · Geschehenes annehmen ·
Vergangenheitsbewältigung

Cabochon-Schliff

Verschmelzung · erweckt sanfte Heilschwingungen · Chakras-Steine · Geduld-
samkeit · Einfühlsamkeit · Beständigkeit

Phantasie-Schliff

Inspiration · Gestalten · Träumen ·
Phantasie · Kreativität

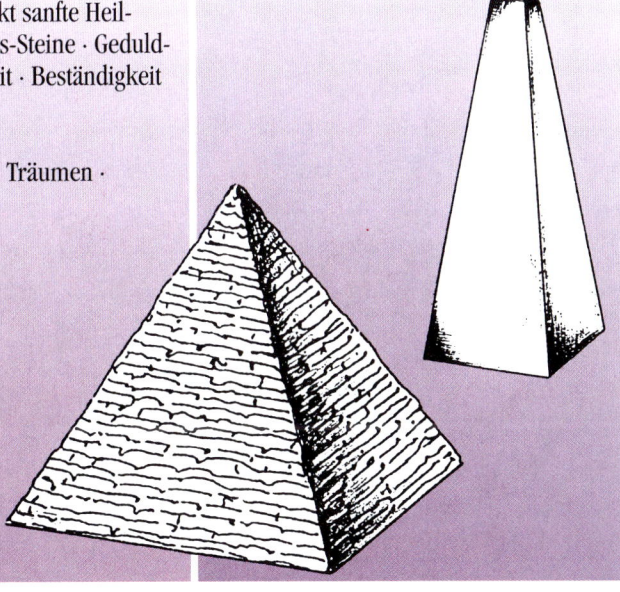

AZURIT-MALACHIT – ZIELSTREBIGKEIT

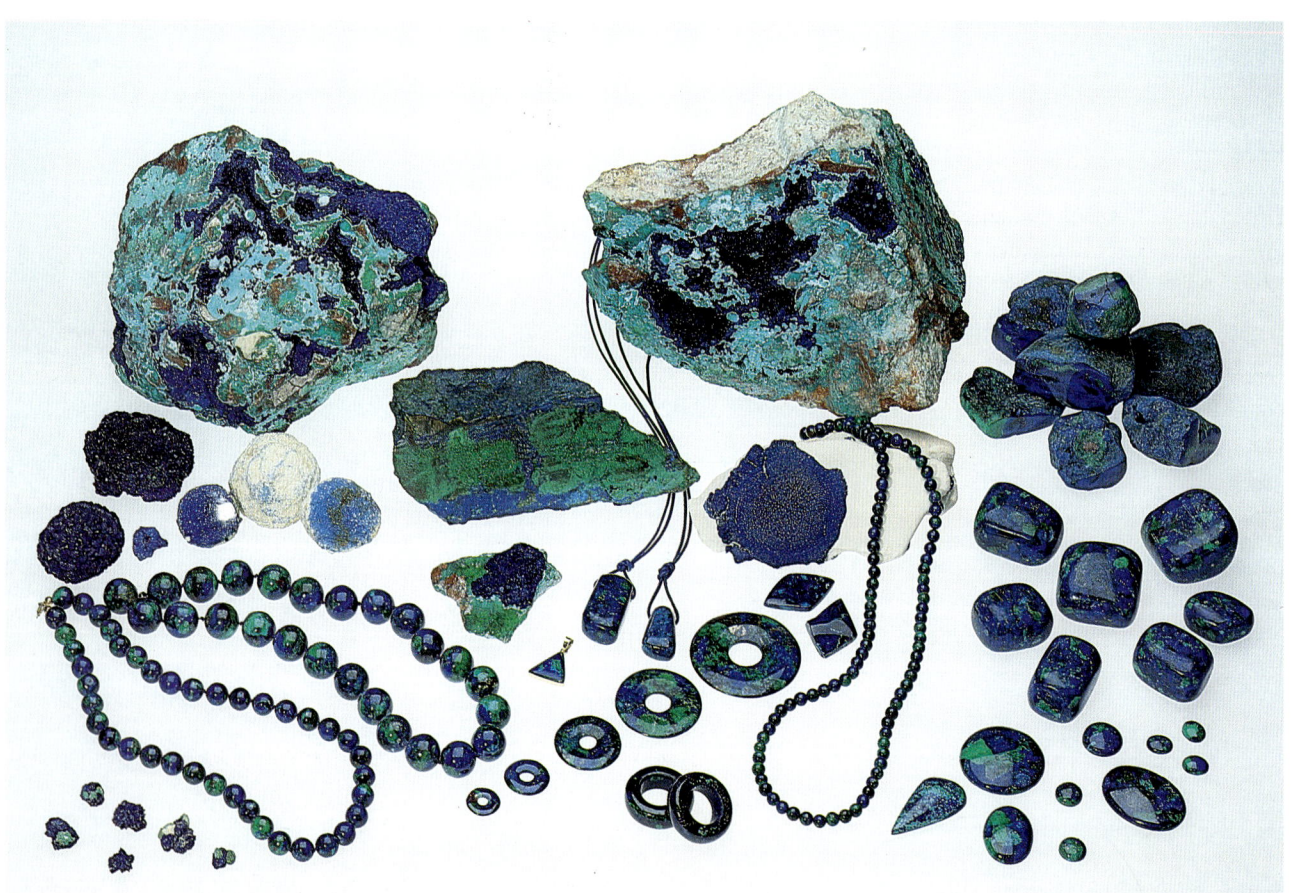

Energiezentren – Chakras

Energiezentren	Farben / Tonleiter	Körperzonen
1. Wurzel-Zentrum Achat, Bergkristall, Breccletjaspis, Buntjaspis, Eisenjaspis, Granat, Koralle, Hämatit, Magnetit, Mookait, versteinerte Muscheln, Rotes Tigerauge, Rotjaspis, Rubin, Saphir, Spinell, Turritella, Zirkon	rot / do	**Genitalbereich** After, Becken, Beine, Blase, Blutaufbau, Dickdarm, Eierstöcke, Eileiter, Gebärmutter, Harnblase, Harnleiter, Hoden, Knochen, Mastdarm, Nägel, Penis, Prostata, Schleimhäute, Steissbein, Stuhlgang, Zellaufbau
2. Milz-Zentrum Oranger Aventurin, Bergkristall, Orangecalcit, Dendritenachat, Feuerachat, Feueropal, Honigrhodochrosit, Karneol, Labradorit, Leopardenjaspis, Mondstein, Perlen, Printstone, Sonnenstein, Streifenjaspis	orange / re	**Lendenbereich** Ausscheidung, Dickdarm auf- und absteigend, Dünndarm, Harnleiter, Kreuzbein, Lymphgefässsystem, Milz, Koralle, Nebennieren, Nieren, Sperma, Verdauungssäfte, Wasserhaushalt
3. Solar Plexus-Zentrum Bergkristall, Bernstein, Boulderopal, Citrin, Citronenchrysopras, Dravit, Edeltopas, Fluorit, Gelbcalcit, Gelbjaspis, Holzstein, Landschaftsjaspis, Magnesit, Opalit, Pyrit, Pyritsonne, Rutilquarz, Seidenglanzobsidian, Tigerauge, Tigereisen	gelb und goldgelb / mi	**Taillenbereich** Bauchspeicheldrüse, Dünndarm, Energie- und Wärmeregulierung, Gallenblase, Haut, Leber, Lendenwirbel, Magen, Parasympathikus, Querdarm, Solar Plexus, Sympathikus, Verdauungssystem, Zwölffingerdarm

Energiezentren	Farben / Tonleiter	Körperzonen

4. Herz-Zentrum

grün und rosa / fa

Brustbereich

Alexandrit, Aventurin, Baumachat, Bergkristall, Beryll, Chrysokoll, Chromaventurin, Chrysopras, Dioptas, Fluorit, Grüncalcit, Heliodor, Heliotrop, Jade, Koralle, Kunzit, Malachit, Mangancalcit, Milchopal, Moosachat, Nephrit, Nundoorit, Peridot, Perlen, Prasem, Rhodochrosit, Rhodonit, Rhyolith, Rosaopalit, Rosatopas, Rosenquarz, Rubellit, Smaragd, Thulit, Tugtupit, Türkis, Unakit, Verdelith, Wassermelonen-Turmalin, Zoisit

Atemwegsystem, Brust, Brustwirbel, Herz-Kreislauf-System, Lungenbereich, Thymusdrüse, Zwerchfell

5. Kehle-Zentrum

hellblau und blau / so

Halsbereich

Amazonit, Andenopal, Aquamarin, Bergkristall, Blaucalcit, Blautopas, Chalcedon, Cordierit (Iolith), Disthen, Fluorit, Jade, Labradorit, Larimar, Serpentin, Silber, Spinell, Türkis

Arme, Atlas, Axis, Bronchien, Geschmackssinn, Hals, Halswirbel, Kehlkopf, Luftröhre, Lunge, Mandeln, Mund, Nacken, Nebenschilddrüse, Ohren, Schilddrüse, Schultergürtel, Speiseröhre, Stimmbänder, Zähne, Zunge

6. Stirn-Zentrum

dunkelblau und indigo / la

Stirnbereich

Apatit, Azurit, Bergkristall, Blauquarz, Dumortierit, Falkenauge, Lapislazuli, Indigolith, Opal, Saphir, Sodalith, Spektrolith

Augen, endokrines System, Haare, Hirnanhangdrüse, Hirnstamm, Hypothalamus, Nase, Nervensystem, Mittel-, Zwischen- und Kleinhirn, Rückenmark, Schläfen, Stirnhöhlen

Energiezentren	Farben / Tonleiter	Körperzonen
7. Scheitel-Zentrum Amethyst, Bergkristall, Charoit, Edelopal, Fluorit, Herkimer Diamant, Kunzit, Lavendelquarz, Lepidolith, Morganit, Siberit, schwarzer Sternsaphir, Sugilith	violett / ti	**Scheitelbereich** Grosshirn, Schädeldach, Zentralnervensystem, Zirbeldrüse
8. Erhöhtes Kundalini Alexandrit, Ametrin, Bergkristall, Charoit, Danburit, Diamant, Sugilith, drei- und mehrfarbige Turmalinstäbe	rotviolett und lichtweiss / do	**Überkopfbereich** höchste geistige Entwicklung, spirituelle, mediale und geistige Gott-Verbundenheit
a) Hand-Zentrum Apachenträne, Bergkristall, Blumenjaspis, Buntjaspis, Buntkupfer, Gold, Howlith, Rauchobsidian, Sarder, Silberserpentin, Weisscalcit, Turmalinquarz	unterschiedlich	**Hände, Finger, Handgelenke** Berühren, Festhalten, Geben und Nehmen, schöpferisches Gestalten, Kreativität, Loslassen
b) Fuss-Zentren Bergkristall, Gagat, Mahagoniobsidian, Onyx, Psilomelan, Rauchquarz, Schneeflockenobsidian, Schörl, Tektit	unterschiedlich	**Füsse, Zehen, Fussgelenke** Schritthalten, Standhaftigkeit, Startfähigkeit, Stehvermögen, Stillstehen, Weiterkommen

Energiezentren

Erhöhtes Kundalini

Chakras

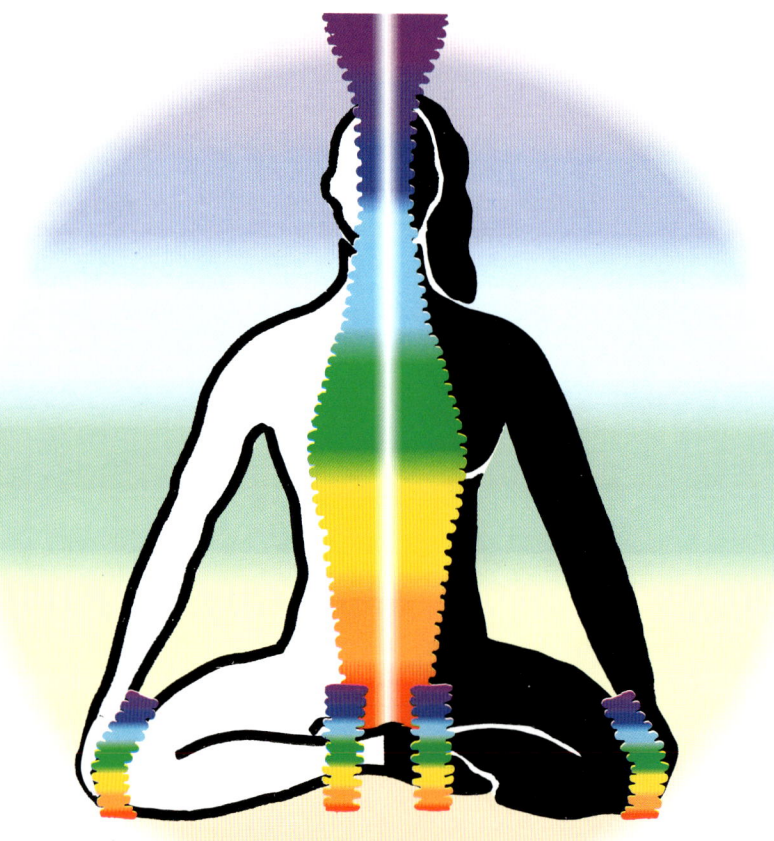

Zirbeldrüse
(Epiphyse)

Hypothalamus
Hirnanhangdrüse
(Hypophyse)

Schilddrüse
Nebenschilddrüse

Thymusdrüse

Bauchspeicheldrüse

Nebennieren

Keimdrüsen

Hand
Fuss

Scheitel

Stirn

Kehle

Herz

Solar Plexus

Milz

Wurzel

Hand
Fuss

Das Bild dieses sitzenden Menschen gibt Einblick in seine Polarisierung und Farbzuordnung. Frau und Mann, Yin und Yang, Mond und Sonne, Nacht und Tag, Dunkel und Hell, Links und Rechts, Gut und noch Besser, Negativ und Positiv, Minus und Plus, Ursache und Wirkung, Seele und Körper, schwarz und weiss, Erde und Himmel, was man an sich selbst mag, liebt man an andern. So wird man auch immer mehr der Zusammenhänge in der einzigartigen Schöpfers-Schöpfung bewusst, dass Alles in Einem und Eines in Allem enthalten ist. Denn auch das, was wir als Sterben bezeichnen, ist gar nichts anderes als nur eine Wandlung des Bewusstseinszustandes, weil im Universum keine Energie verloren gehen kann. Jede Energie kehrt in ihre Ursprungsform zu Gott zurück.

„Asche zu Asche, Staub zu Staub, aus Erde bist Du geboren und zur Erde kehrst Du zurück."

Die Einteilung der acht grossen und der vier kleinen Energiezentren des Körpers zeigt die emotionale und geistige Polarität des Menschen auf und ist zugleich auch der Weg spiritueller Weiterentwicklung.

Der weisse Lichtstrahl, der durch die Mitte der Zentren fliesst, ist die göttliche Ur-Energie, die Wandlung, Heilung und Erneuerung vorzu ermöglicht. Hierfür eignet sich ganz besonders der Bergkristall, um diese heilvollen Lichtschwingungen auf die Entsprechung des jeweiligen Energiezentrums, in dem er eingesetzt wird, zu transformieren . . .

Die grossen Energie-Räder sind in die Regenbogenfarben und ebenso in die Tonleiter eingeteilt, und sie sind für den irdischen, mentalen und kosmischen Energieausgleich zuständig.

Alle diese Energiezentren der physischen Körperzonen mit den jeweils zugeordneten Hormondrüsen und Organen sind vorab für geistige Aufgaben und für die daraus resultierenden körperlichen Funktionen verantwortlich. Die Steuerung erfolgt mittels feinstofflichen Energiebahnen, in welchen alle Farben und Frequenzen enthalten sind, woraus jedes Chakra seinem Zustand entsprechend individuell für seine Aufgaben und Funktionen versorgt wird.
Die Resonanz mit dem göttlichen Licht kommt je nach spiritueller Entfaltung

einer Seele über das Scheitelzentrum, die noch feinstofflichere über das erhöhte Kundalini – „Tor zum höchsten Bewusstsein" – zustande.

Weil eben die Edelsteine diese hochfrequente Lichtschwingung in die brauchbarsten Farbfrequenzen herab transformieren, sind sie unentbehrliche Kondensatoren allen Lebens. Dadurch wird mit dem Tragen und Auflegen der Edelsteine, die den jeweiligen Energiezentren zugeordnet sind, trotz allem auch für jene, die aus ihrem Gleichgewicht geraten sind, eine unmittelbare Nutzung aller vorhandenen Lichtenergien voll erreichbar gemacht.

„Dankeschön hierfür unserem Schöpfer"

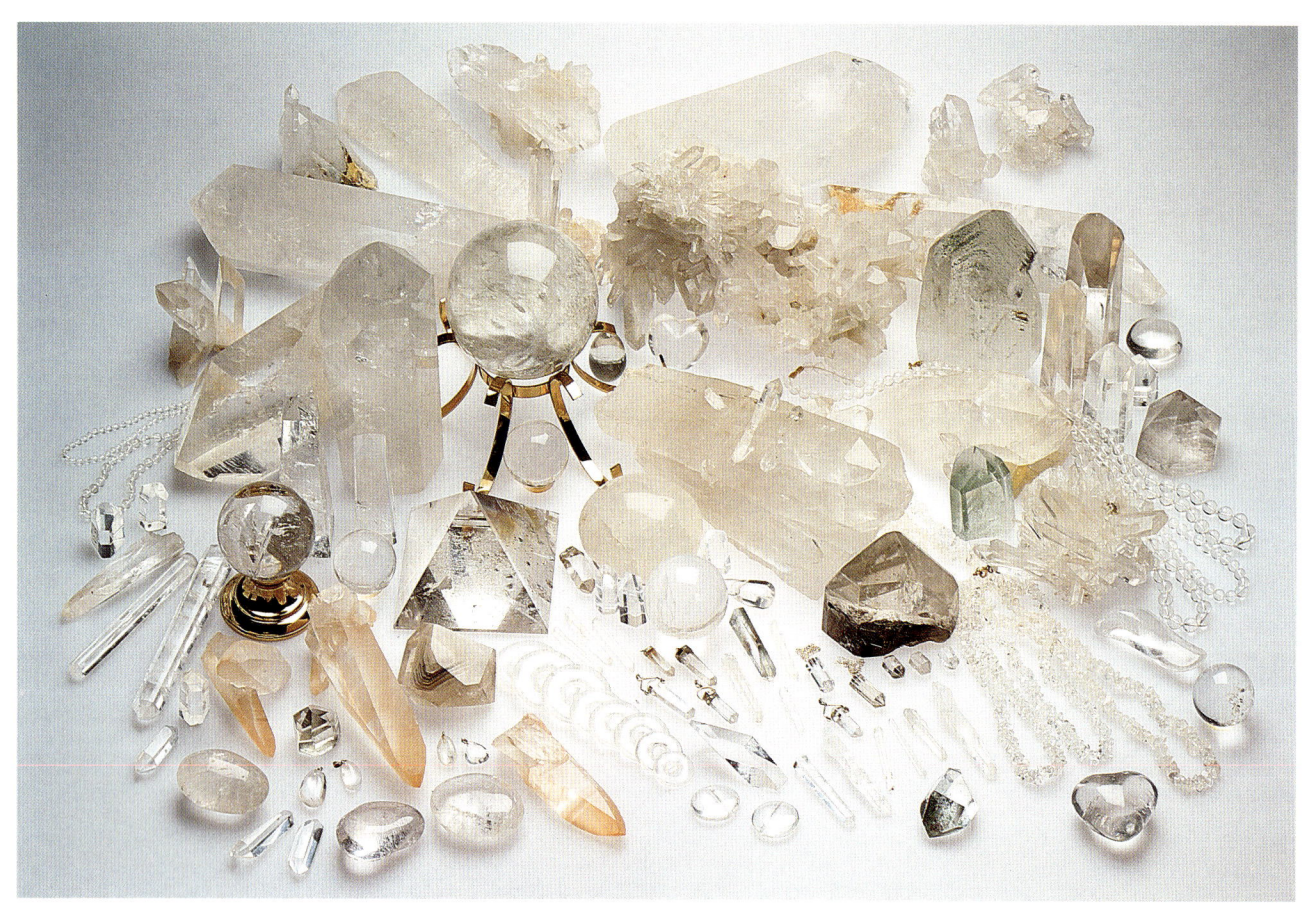

Die zwölf Tierkreiszeichen
und das indianische Medizin-Rad

Sternzeichen	Medizinrad	Monatssteine

Sternzeichen

Widder
Amethyst · Apachenträne · Diamant ·
Granat · Hämatit · Hyazinth · Karneol ·
Magnetit · Rotcalcit · Rotes Tigerauge ·
Rotjaspis · Rubellit · Rubin · Sarder

Stier
Achat · Chromaventurin · Citrin · Jade ·
Karneol · Koralle (rosa /orange) · Kunzit ·
Lavendelquarz · Malachit · Mangancalcit ·
Moosachat · Rhodochrosit · Rosenquarz ·
Rubellit · Saphir · Smaragd · Sugilith

Zwillinge
Amazonit · Apatit · Apophyllit · Aquamarin ·
Bergkristall · Bernstein · Blaucalcit ·
Chalcedon · Citrin · Edeltopas · Gelbjaspis ·
Holzstein · Landschaftsjaspis · Larimar ·
Printstone · Rutilquarz · Tigerauge · Unakit

Medizinrad

Roter Habicht
Feueropal · Feuerachat

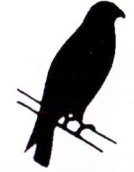

Biber
Chrysokoll

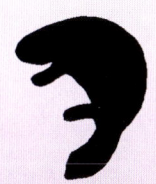

Hirsch
Moosachat

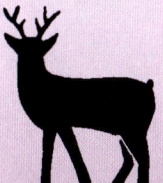

Monatssteine

April
Bergkristall · Bernstein · Diamant

Mai
Chrysopras · Moosachat · Smaragd

Juni
Chalcedon · Mondstein · Perle

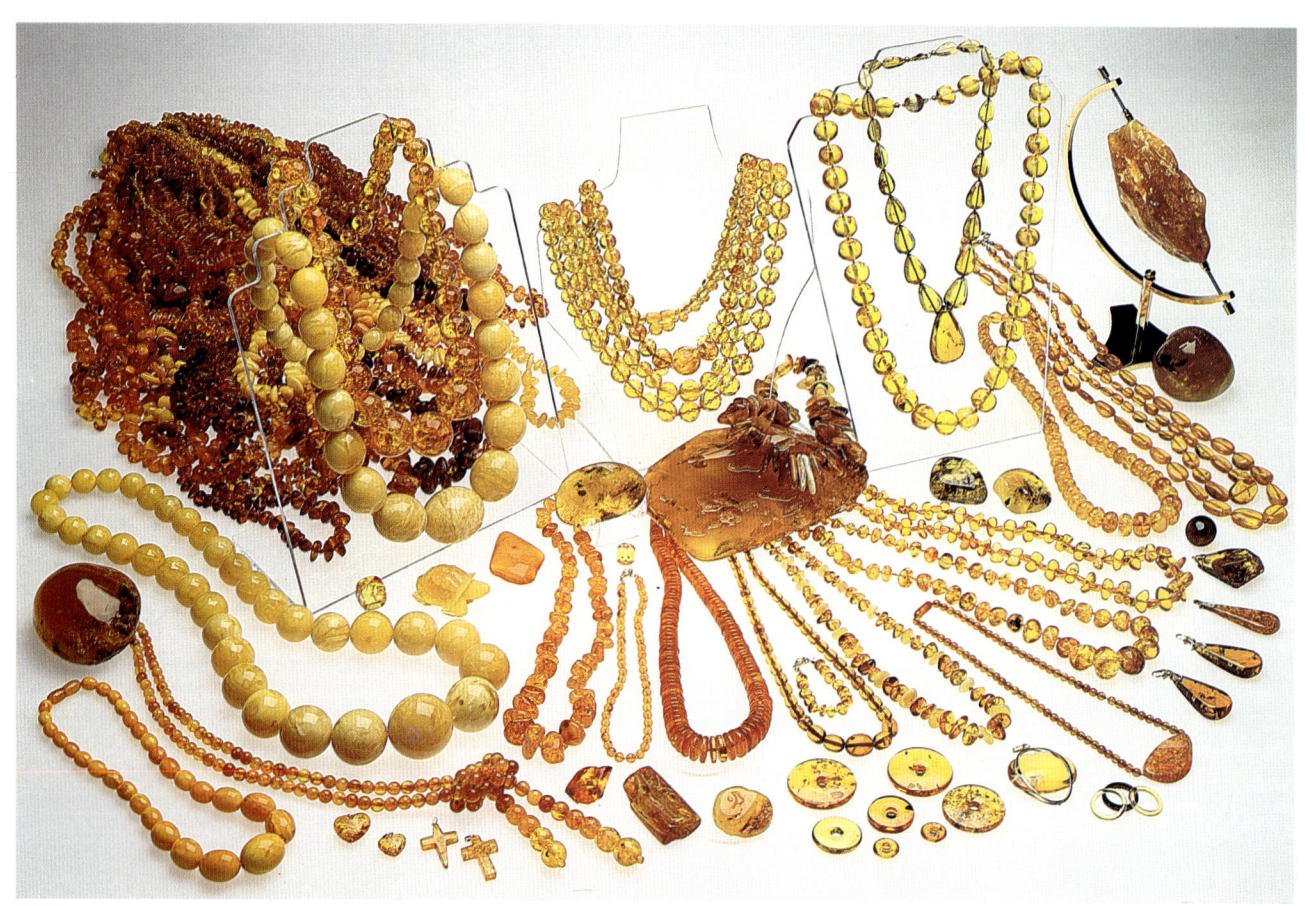

Sternzeichen

Krebs
Aventurin · Buntjaspis · Chrysopras · Dendritenachat · Dioptas · Jade · Howlith · Koralle · Mondstein · Opal · Perle · Smaragd · Sugilith · Turritella · Unakit · Weisscalcit · Zoisit

Löwe
Bergkristall · Bernstein · Boulderopal · Citrin · Danburit · Diamant · Edeltopas · Labradorit · Leopardenjaspis · Orange-calcit · Pyrit · Rubin · Rutilquarz · Sonnenstein · Tigerauge · Tigereisen

Jungfrau
Achat · Amazonit · Azurit · Bernstein · Blumenjaspis · Citrin · Karneol · Land-schaftsjaspis · Lapislazuli · Mookait · Moosachat · Peridot · Rhyolith · Silber-serpentin · Sodalith · Tigerauge · Tigereisen

Medizinrad

Specht
Karneol

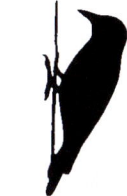

Stör
Granat · Eisen

Braunbär
Amethyst

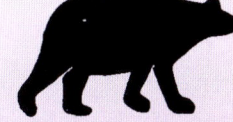

Monatssteine

Juli
Feueropal · Karneol · Rubin

August
Amazonit · Aventurin · Peridot

September
Azurit · Lapislazuli · Saphir

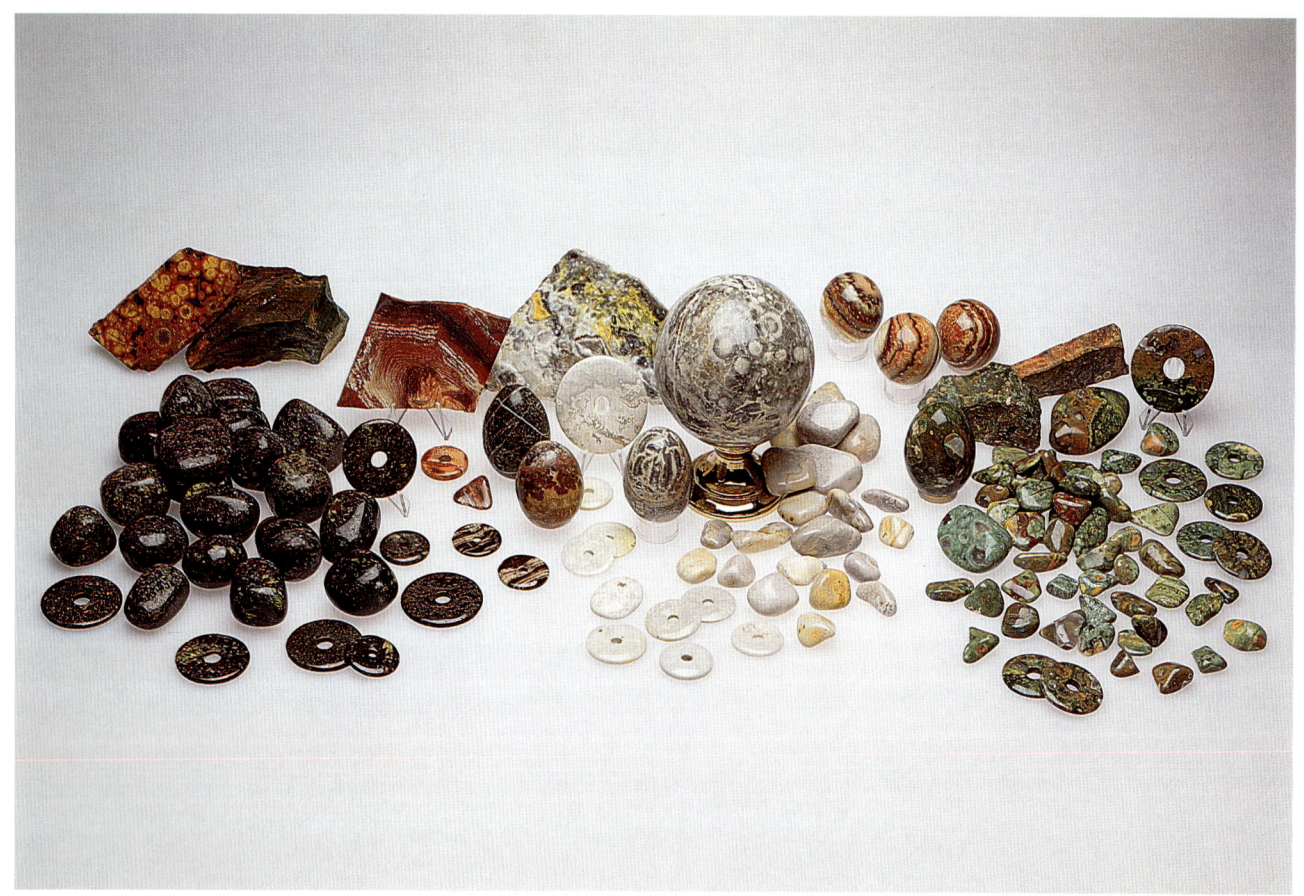

Sternzeichen

Waage
Ametrin · Apophyllit · Chrysokoll · Chrysopras · Jade · Koralle (rosa) · Kunzit · Mangancalcit · Opal · Prehnit · Rauchquarz · Regenbogenobsidian · Rhodochrosit · Rhodonit · Rosenquarz · Saphir · Sarder · Sugilith · Thulit · Wassermelonen-Turmalin

Skorpion
Achat · Alexandrit · Amethyst · Apachenträne · Boulderopal · Buntjaspis · Charoit · Eisenjaspis · Fluorit · Granat · Hämatit · Heliotrop · Labradorit · Mahagoniobsidian · Mondstein · Peridot · Rubellit · Rubin · Schörl · Streifenjaspis · Unakit

Schütze
Amazonit · Amethyst · Andenopal · Aventurin · Azurit-Malachit · Blautopas · Chalcedon · Chrysokoll · Dioptas · Dumortierit · Labradorit · Lapislazuli · Opal · Psilomelan · Saphir · Schneeflockenobsidian · Sodalith · Spinell · Türkis

Medizinrad

Rabe
Heliotrop · Jaspis

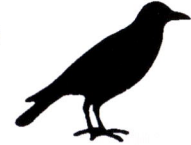

Schlange
Malachit · Kupfer

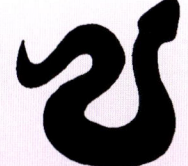

Wapiti
Obsidian

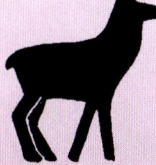

Monatssteine

Oktober
Opal · Rutilquarz · Turmalin

November
Citrin · Edeltopas · Tigerauge

Dezember
Hämatit · Hyazinth · Türkis

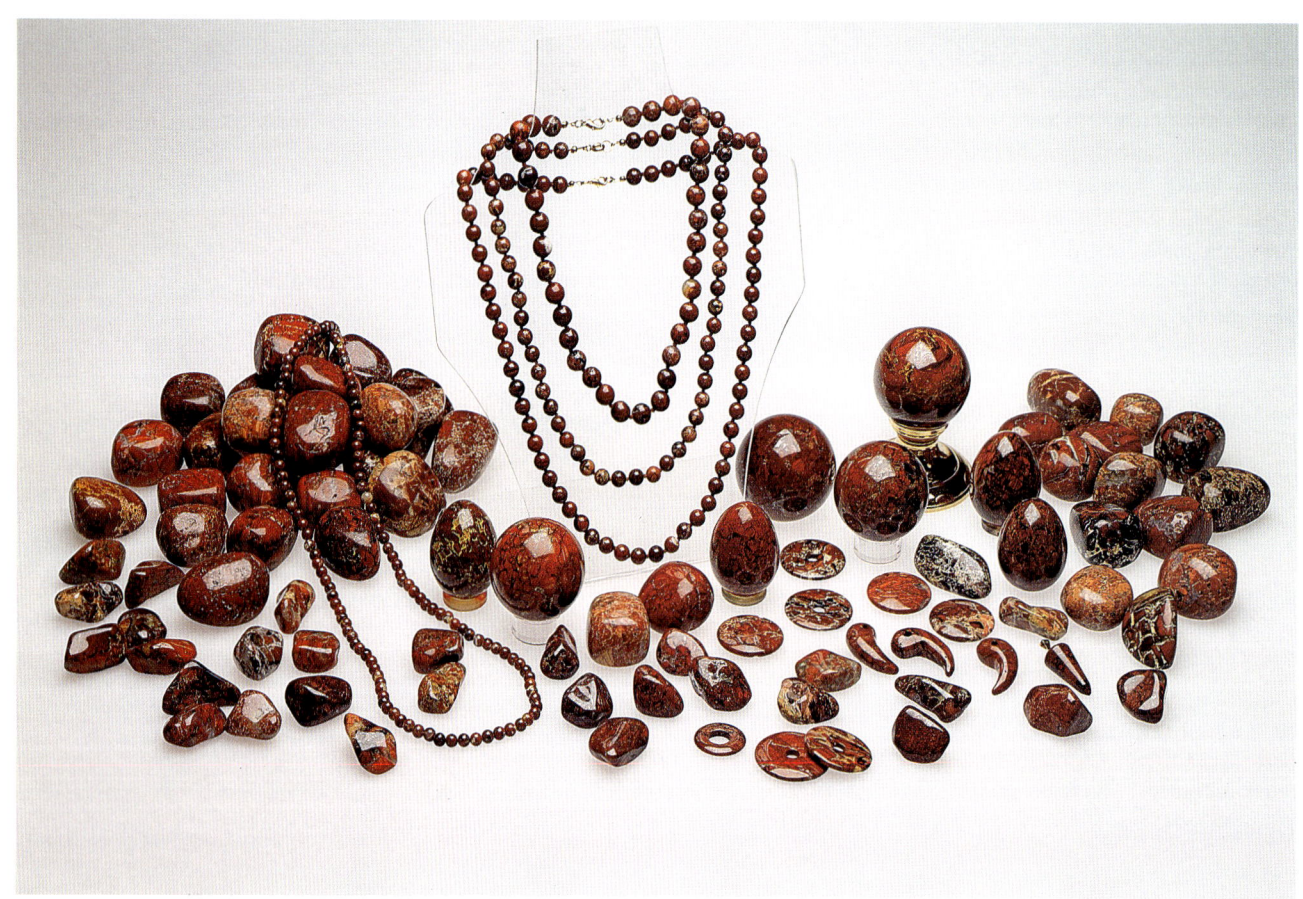

Sternzeichen

Steinbock
Azurit-Malachit · Grüncalcit · Jaspis ·
Lavendelquarz · Mondstein · Onyx ·
Quarzit · Rauchquarz · Schörl · Seiden-
glanzobsidian · Turmalinquarz · Verdelith

Wassermann
Aquamarin · Blautopas · Charoit · Chryso-
koll · Dumortierit · Falkenauge · Fluorit ·
Indigolith · Larimar · Opal · Türkis

Fisch
Ametrin · Amethyst · Aquamarin · Azurit ·
Fluorit · Jade · Koralle · Kunzit · Lapis-
lazuli · Mondstein · Opal · Perle · Saphir ·
Sugilith

Die Vielfalt dieser Edelstein-Zuordnun-
gen entspricht den verschiedenen Kultur-
kreisen und ihren natürlichen Vorkommen in allen Ländern der Welt.

Medizinrad

Schneegans
Bergkristall

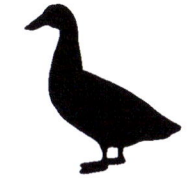

Otter
Silber

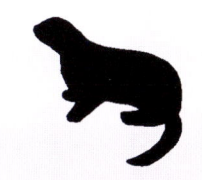

Puma
Türkis

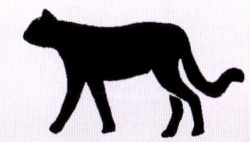

Sinnvolle Geschenke sind oft bei der
Wahl von Glückssteinen und Talisman-
ketten für alle Lieben nach diesen Krite-
rien gelungene Freuden. Es werden dadurch keine Anspielungen auf Charakter
und Gesundheit und keine Sentimentali-
täten sowie Konfrontationen hervor-
gerufen – Ent-Täuschungen bleiben aus.

Monatssteine

Januar
Granat · Opal · Rosenquarz

Februar
Amethyst · Charoit · Onyx

März
Aquamarin · Heliotrop · Sugilith

(Weitere Informationen über das
Medizinrad sind im Buch von Sun Bear
& Wabun, Goldmann Verlag, zu lesen)

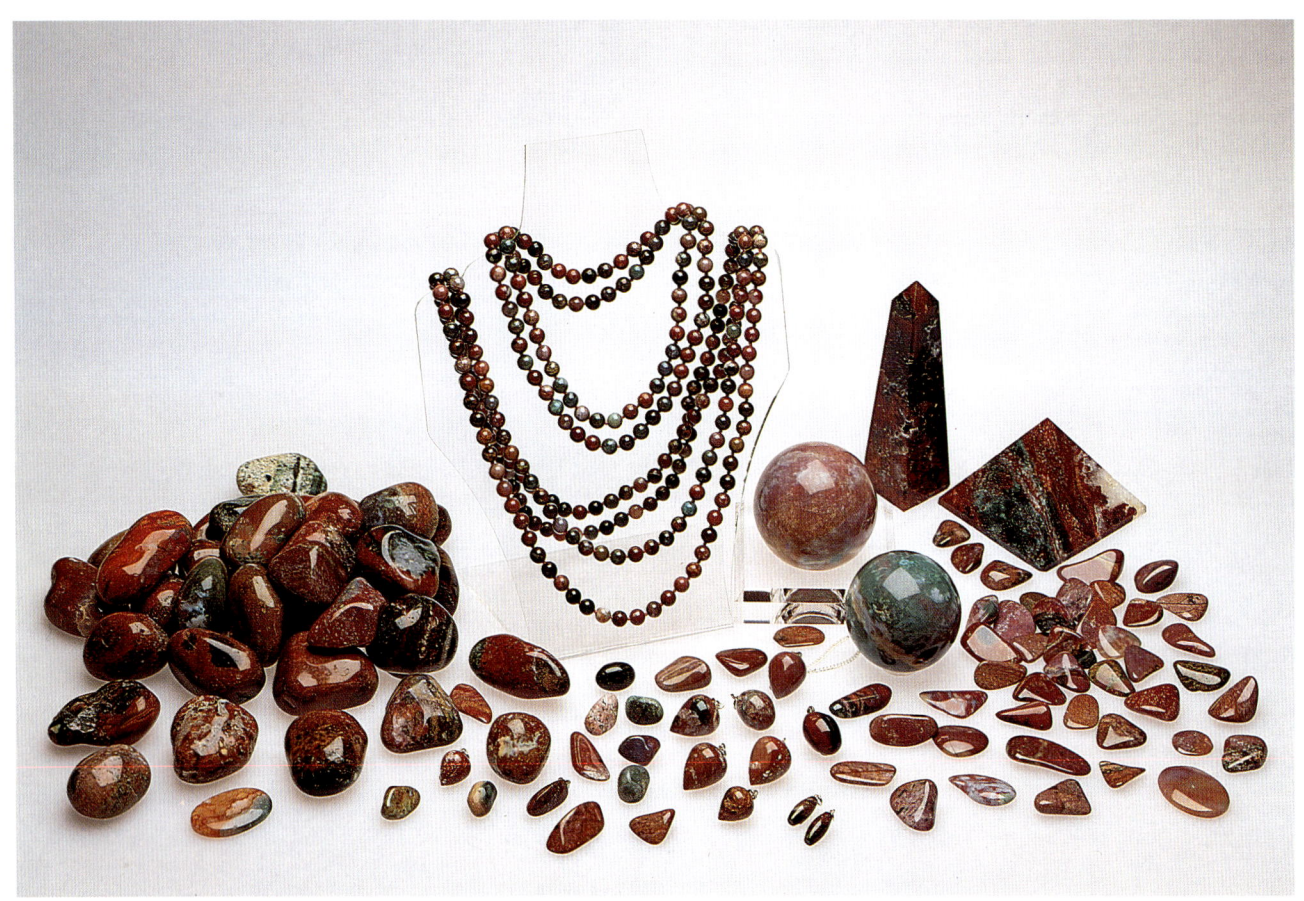

Steine und ihre Charakteristiken

ACHAT
BEWUSSTWERDUNG

Gruppe: Quarz
Ritzhärte: 6,5 - 7
Elemente und Verbindungen:
Silicium - Dioxid mit Eisen-, Calcium-, Natrium-, Mangan-, Nickel-, Chrom-, Aluminiumspuren u. a.
Farben: grau, orange, sandfarbig, braun, schwarz, hellblau, grünlich, verschieden gestreift, unterschiedlichste Zeichnungen, Bänderungen und Muster, undurchsichtig bis durchscheinend
Fundorte: Brasilien, Botswana, Deutschland, Indien, Madagaskar, Mexiko , USA, Ural, China
Gesundheitsvorsorge und Förderung:
Blutgefässe, Ellbogen, Fortpflanzungsorgane, Gehör, Haut, Lymphsystem, Nerven, werdendes Leben, Zellgewebe
– Abnabelung, Behutsamkeit, Feinfühligkeit, Geborgenheit, Menschenkenntnis, Mondvertrautheit, Natürlichkeit, Neuanfang, Schwangerschaft, Schutz, Selbstvertrauen, sich dem inneren Kind zuwenden
Hinweise: kommt vor allem in Vulkanlandschaften vor und ist ein gestreifter Chalcedon, gelegentlich etwas mit Opalsubstanz durchsetzt. Es wird ihm nachgesagt, dass er Heim und Hof beschützt
Bild 6 / Kapitel 19, 25, 96, 129, 147, 151, 153

AMAZONIT
GELASSENHEIT

Gruppe: Feldspat
Ritzhärte: 6 - 6,5 druckempfindlich
Elemente und Verbindungen:
Kalium - Aluminium - Silicat mit Magnesium-, Rubidium-, Eisen-, Natrium-, Calcium-, Selenspuren
Farben: grün, bläulichgrün, mit weissen Adern durchzogen, undurchsichtig bis durchscheinend
Fundorte: USA, Brasilien, Indien, Kanada, Madagaskar, Namibia, Russland, Ural
Gesundheitsvorsorge und Förderung:
Arme, Bronchien, Brustmuskulatur, Halswirbel, Herz, Lunge, Nacken, Nerven, Schultern, Wasserhaushalt
– Befreiung, Belastbarkeit, Bewusstheit, Erkennen, Freiheit, Gefühlsreinheit, Gelöstsein, Leichtigkeit, Sanftheit, Sicherheitsgefühl, Schlaf, Zugänglichkeit
Hinweise: wird Stein vom Amazonas genannt – kommt dort aber gar nicht vor
Bild 8 / Kapitel 19, 25, 96, 123, 129, 147, 151

AMETHYST
ENTFALTUNG

Gruppe: Quarz
Ritzhärte: 7
Elemente und Verbindungen:
Silicium - Dioxid mit Eisen-, Mangan-, Titanspuren
Farben: hell bis dunkelviolett, durchscheinend bis durchsichtig ist Quarzkristall – weisslich gestreift, undurchsichtig bis durchscheinend ist Amethystquarz
Fundorte: Brasilien, Uruguay, Sri Lanka, Frankreich, Ural, Madagaskar, USA, Namibia
Gesundheitsvorsorge und Förderung:
Bauchspeicheldrüse, Blutgefässe, Epiphyse, Haare, Haut, Hypophyse, Kopf, Kreislauf, Leber, Nerven
– Einkehr, Entwicklung, Freiwerdung, Gedankenfluss, Gemeinschaftssinn, Gerech-

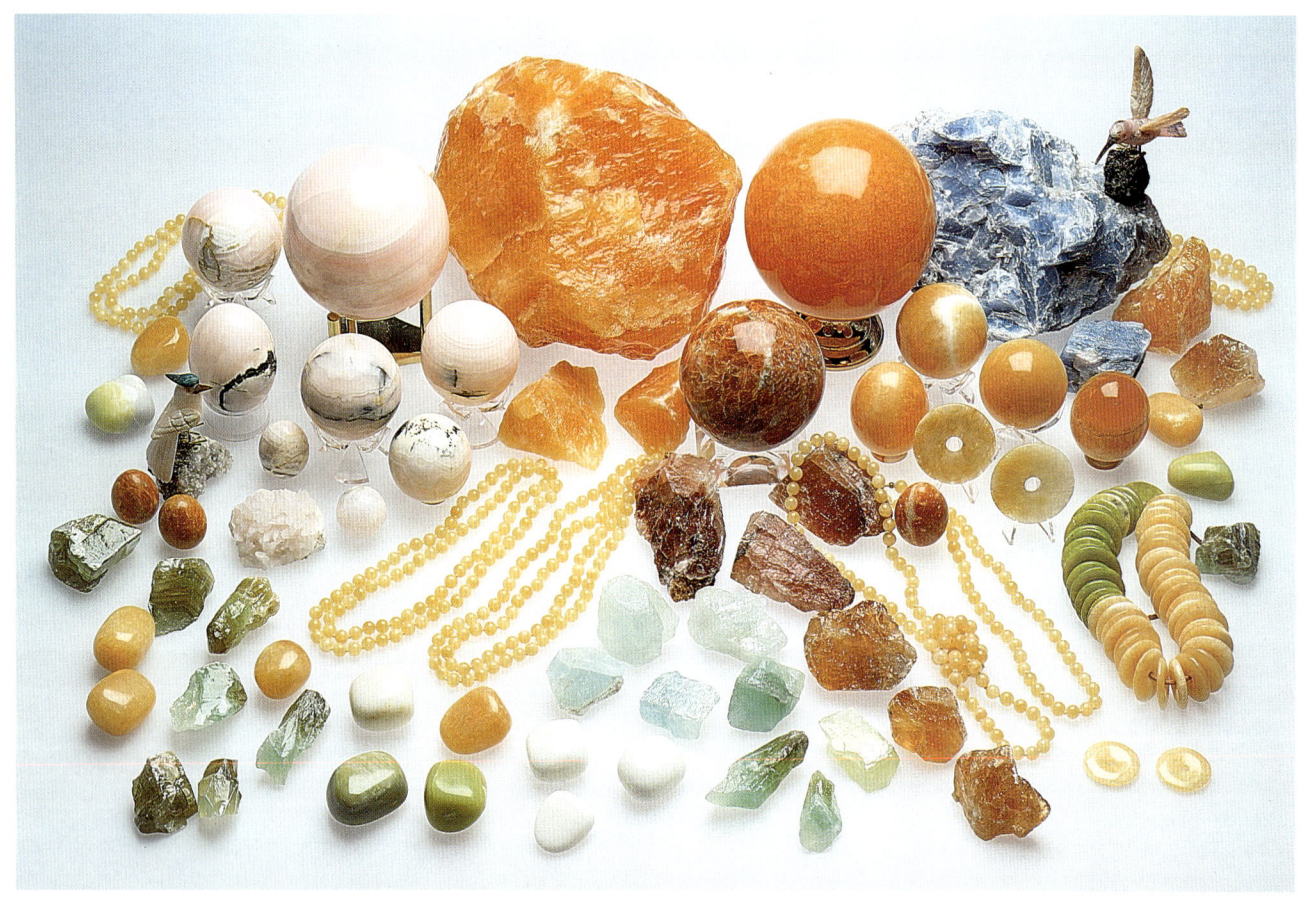

tigkeitsempfindung, Geweberegeneration, Gewohnheitsauflösung, Gottesbewusstsein, Harmonie, Hingebung, Integrierung, Intuition, Koordinationsfähigkeit, Mässigkeit, Schlaf, Selbstkontrolle, Selbstwertgefühl, Toleranz, Vorstellungskraft

Hinweise: Eisen, Mangan und Titan bewirken diesen lila - violetten Ton. Sein griechischer Name „améthystos" bedeutet unberauscht. Als Glücksbringer sehr begehrt. Ein besonderes Geschenk der Natur sind die Amethyst-Drusen die, bei entsprechender Pflege, mit ihrer herrlichen Ausstrahlung Frieden, Harmonie und Geborgenheit in alle Räume bringen

Bild 10 / Kapitel 19, 25, 96, 123, 129, 147, 151, 153

AMETRIN
TRANSFORMATION

Gruppe: Quarz
Ritzhärte: 7
Elemente und Verbindungen:
Silicium - Dioxid mit Eisen-, Mangan-Aluminiumspuren
Farben: hell, dunkelviolett bis rotviolett und zitronengelb, durchscheinend bis durchsichtig

Fundort: Bolivien
Gesundheitsvorsorge und Förderung:
Bauchspeicheldrüse, Blut, Darm, Hautgewebe, Hirnstamm, Hypophyse, Kleinhirn, Leber, Magen, Muskulatur, Schleimhäute, Sexualorgane, Solar Plexus, Zirbeldrüse – Entschlusskraft, Gottverbundenheit, Inspiration, Medialität, Polarisierung, Verantwortungsbewusstsein, Verbindungsfähigkeit, Wahrnehmungsfähigkeit

Hinweise: er unterstützt den Suchenden auf seinem Weg nach dem Sinn des Seins. Hilft Lebensaufgaben anzunehmen, zu erkennen und zu meistern. Das Einzigartige am Ametrin ist, dass sich in seiner Entstehungsgeschichte ionisierende Zonen gebildet haben, welche je nach Ladungsart (positiv oder negativ), sich im selben Kristall aus Amethyst zu Citrin umgewandelt haben

Bild 12 / Kapitel 19, 25, 96, 123, 129

ANDEN-OPAL
KREATIVITÄT

Gruppe: Quarz
Ritzhärte: 5,5 - 6,5 druck- und stossempfindlich
Elemente und Verbindungen:
wasserhaltiges Silicium - Dioxid mit Calcium-, Fluor-, Zink-, teils Nickel-, Mangan-, Kobalt-, Chrom-, Kupfer-, Arsenspuren und dendritische Einlagerungen unterschiedlichster Elemente
Farben: grünbläulich, hellblau, weissgräulich, opalisierend, durchscheinend
Fundorte: Peru, Lima
Gesundheitsvorsorge und Förderung:
Bindegewebe, Gehirn, Hals, Haut, Herz, Lunge, Lymphsystem, Sexualorgane, Zähne – Ausdrucksfähigkeit, Beziehungsfähigkeit, Freisetzung der inneren Talente, Lebensfrische, Sanftmut, Zufriedenheit
Hinweise: im Handel findet man Roh- und Trommelsteine, ebenso diverse Kettenformen u.a.

Bild 92 / Kapitel 19, 25, 96, 117

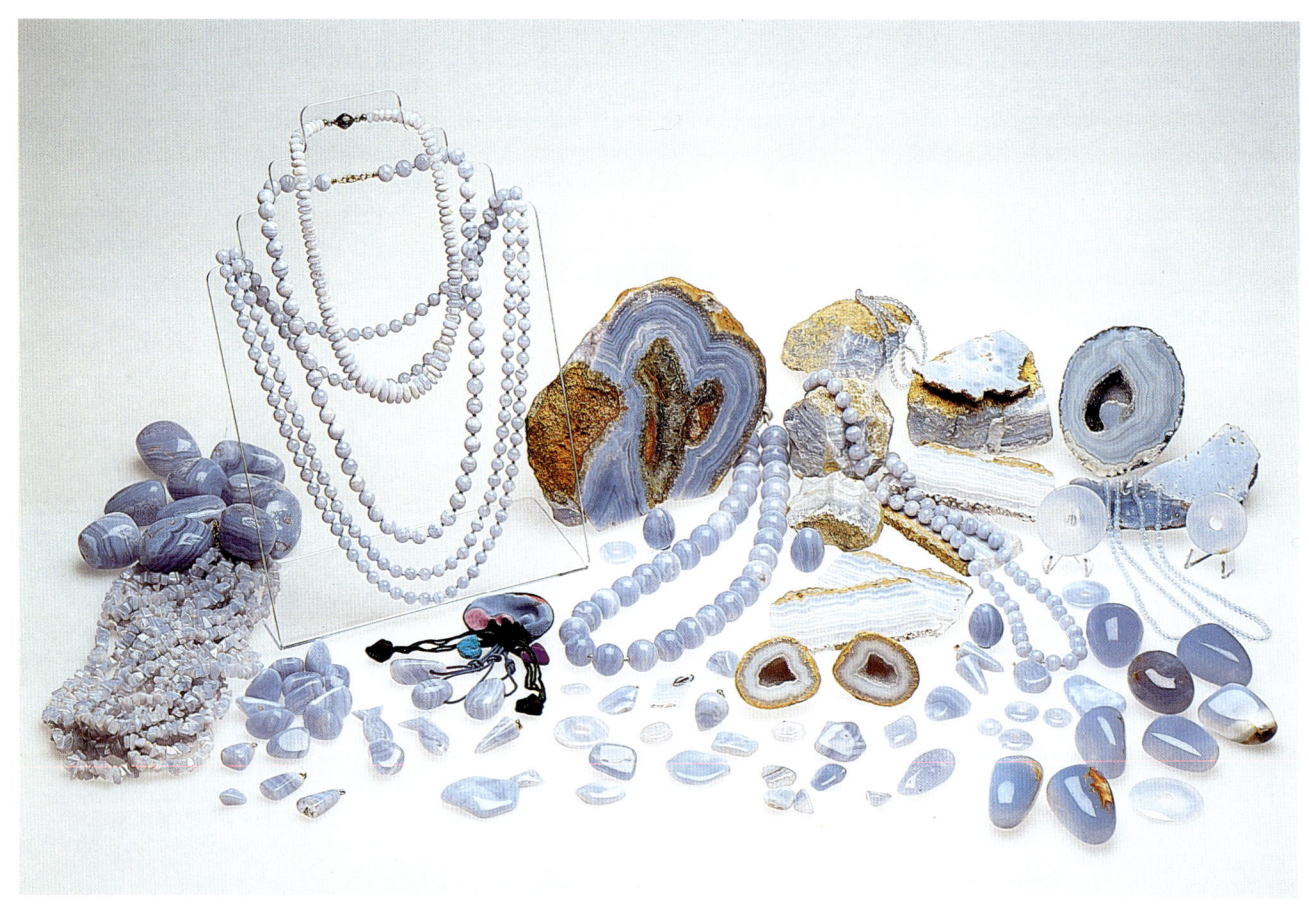

APATIT
DURCHBRUCH

Gruppe: Apatit
Ritzhärte: 5 spröde
Elemente und Verbindungen:
basisches fluor- und chlorhaltiges Calcium-Phosphat   mit Schwefel-, Aluminium-, Magnesium-, teils Chromspuren
Farben: gelblichbraun, blau, blaugrün, rosa, violett bis farblos, undurchsichtig bis durchscheinend
Fundorte: Madagaskar, USA, Mexiko, Indien, Brasilien, Sri Lanka
Gesundheitsvorsorge und Förderung:
Grosshirn, Hypophyse, Immunsystem, Leber, Muskulatur, Gesichts-, Kopf- und Halsnerven, Nebenschilddrüse, Rückenmark, Skelett, Stoffwechsel
– Entspannung, Lebenskraft, Sammlung, Selbstbestimmung, Spiritualität, Vitalisierung, Wahrnehmen, Zielfindung
Hinweise: entsteht aus Eruptivgestein und Phosphorverbindungen. Das grüne Apatit-Katzenauge aus Burma und Brasilien wird Spargelstein genannt
Kapitel 19, 25, 96, 117, 129

AQUAMARIN
KLARHEIT

Gruppe: Beryll
Ritzhärte: 7,5 - 8
Elemente und Verbindungen:
Aluminium - Beryllium - Silicat
mit teils Chrom-, Magnesiumspuren
Farben: meeresblau, hellblau, blaugrün, durchscheinend bis durchsichtig
Fundorte: Afghanistan, Brasilien, Burma, Indien, Irland, Kenia, Madagaskar, USA Namibia, Sri Lanka, Simbabwe, Tansania,
Gesundheitsvorsorge und Förderung:
Atemwege, Augen, Blutgefässe, Bronchien, Schilddrüsen, Hals, Haut, Herz, Kiefer, Lunge, Lymphsystem, Nacken, Schleimhäute, Sinnesorgane, Speiseröhre, Stirnhöhle, Zähne, Zahnfleisch, Zellen
– Einsicht, Feinfühligkeit, fördert die Hellsichtigkeit, Heiterkeit, Klarheit schaffen, Konversation, Offenheit, Reinheit, Reisen, Sonnenverträglichkeit, Toleranz, Unendlichkeit, Wetterwechsel, Vertrauen
Hinweise: Wasser der Meere, Glücksstein der Seeleute und der Liebenden. Ein liebevoller Begleiter zum Meditieren. Auf dem Bild sind auch Berylle zu sehen
Bild 14 / Kapitel 19, 25, 96, 123, 129

AVENTURIN
VITALISIERUNG

Gruppe: Quarz
Ritzhärte: 7
Elemente und Verbindungen:
Silicium - Dioxid   mit Chrom, teils Eisen-, Manganspuren
Farben: hell- bis dunkelgrün, teils rotbraun durchzogen, undurchsichtig bis durchscheinend
Fundorte: Indien, Brasilien, Russland, Österreich, Spanien, China, Italien
Gesundheitsvorsorge und Förderung:
Augen, Bindegewebe, Haare, Haut, Herz, Nägel, Nervenzellen, Schweiss-, Talgdrüsen
– Aufarbeitung, Auflösung, Ausdauer, emotionales Gleichgewicht, Geduld, Geweberegeneration, Schlaf, Wohlbefinden
Hinweise: er ist für den ganzen Körper ein wunderbarer Kraftspender. Er hilft durch aktives Traumgeschehen die Vergangenheit aus neuen Perspektiven zu betrachten und wirkt dadurch stabilisierend auf die Psyche. Schuppig metallisierendes Glitzern von Fuchsit- sowie rotbraune Farbtöne durch Hämatiteinlagerung. Für das Milzchakra auch oranger Aventurin erhältlich
Bild 16 / Kapitel 19, 25, 96, 123, 129, 147, 151

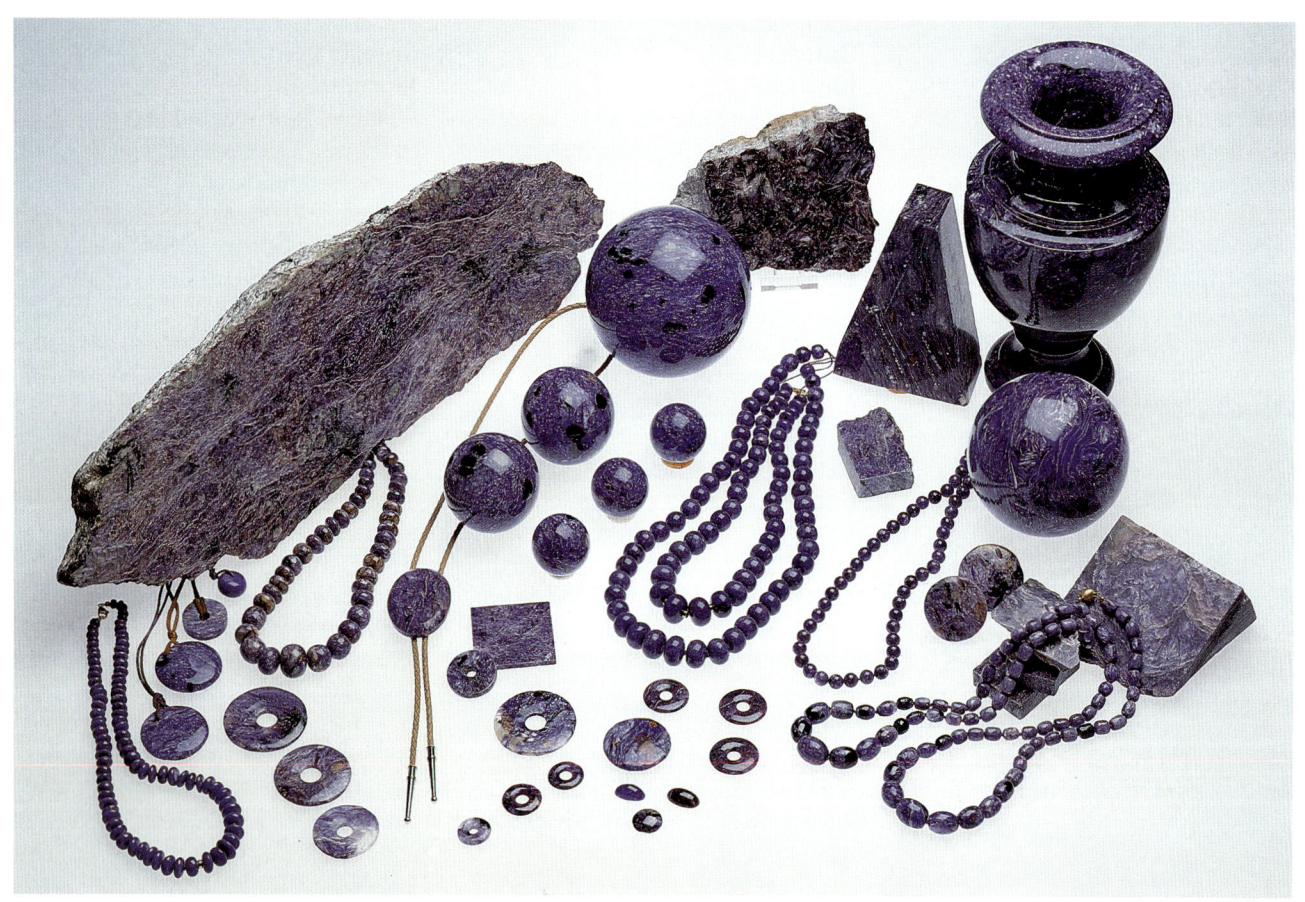

AZURIT
SELBSTERKENNTNIS

Ritzhärte: 3,5 - 4
Elemente und Verbindungen:
basisches Kupfer - Carbonat
mit Calcium-, Kobalt-, Zink-, Schwefel-
spuren
Farben: azurblau bis tiefblau, undurch-
sichtig bis durchsichtig
Fundorte: USA, Mexiko, Namibia, Chile,
Australien, Frankreich, Ural
Gesundheitsvorsorge und Förderung:
Atlas, Axis, Gehirnnerven, Hautgewebe,
Hirnanhangdrüse, Knochen, Kopf, Neben-
nieren, Stirnhöhle, Wirbelsäule
– Aufnahmefähigkeit, Bewusstsein, Drittes
Auge, Erlebnisverarbeitung, Entscheidung,
Erfassbarkeit, Gedankenaufbau, Intuition,
Lernaufgaben, Telepathie, Verständnis,
Vorstellungsvermögen, Zielbewusstsein
Hinweise: indigoblaue, kristallisierte
Azuritknollen vermitteln gedankendurch-
dringende Klarheit. Spirituell Arbeitenden
ermöglicht dies in unermessliche Dimen-
sionen einzuschwingen. Bei den hohen
Priestern in Ägypten wurde dieser Stein
sehr verehrt
Bild 18 / Kapitel 19, 25, 96, 155

AZURIT-MALACHIT
ZIELSTREBIGKEIT

Ritzhärte: 3,5 - 4
Elemente und Verbindungen:
basisches Kupfer - Carbonat
mit Chrom-, Mangan-, Schwefel,
Calciumspuren
Farben: himmelblau bis tiefblau mit
grün, teils bräunlich, undurchsichtig bis
durchscheinend
Fundorte: USA, Zaire, Namibia, Chile,
Australien, Frankreich, Ural
Gesundheitsvorsorge und Förderung:
Gedächtnis, Gehirn, Geschlechtsorgane,
Knochenbildung, Kopf, Leber, Muskelge-
webe, Sinnesorgane, Thymusdrüse
– Beruhigung, Einfühlen, Einsicht, Fähig-
keiten ausschöpfen, innere Ruhe, Lern-
fähigkeit, Leistungskraft, Selbstbewusst-
sein, Studium, Zusammenarbeit
Hinweise: verbindet in harmonischer
Schwingung Herz- und Stirnchakras und
stärkt so das Vertrauen ins konzentrierte
Schaffen
Bild 18 / Kapitel 19, 25, 96, 129

BERGKRISTALL
LICHTBRINGER

Gruppe: Quarz
Ritzhärte: 7
Elemente und Verbindungen:
Silicium - Dioxid   mit teils Magnesium-,
Aluminium-, Calcium-, Chromspuren
Farben: glasklar bis durchscheinend
sowie milchig weiss, teils Einschlüsse
Fundorte: Brasilien, Ural, Madagaskar,
USA, in den Alpen, Fichtelgebirge
Gesundheitsvorsorge und Förderung:
Augen, Bandscheiben, Bindegewebe, Ge-
lenke, Gleichgewicht, Haare, Haut, Hor-
mone, Knochen, Lunge, Magen, Nägel,
Rücken, Schilddrüse, Schweissdrüsen,
Talgdrüsen, Zellen
– Aurareinigung, Energie, Entspannung,
Erkenntnis, Freude, Harmonie, Klarheit,
Kosmisches Bewusstsein, Lichtträger,
Selbstvertrauen, Sicherheitsgefühl, Sonnen-
verträglichkeit, Stabilität, Weisheit
Hinweise: vom Schöpfer selbst hervorge-
bracht, sein Licht führt durch die dunkle
Nacht im Wissen stets – der Tag erwacht.
Der Name Kristall kommt aus dem griech-
ischen „crystallos" und bedeutet Eis. Er
ist der Hüter und Träger aller Geheimnisse
Bild 24 / Kap. 7, 25, 96, 117, 123, 129, 147, 151, 153

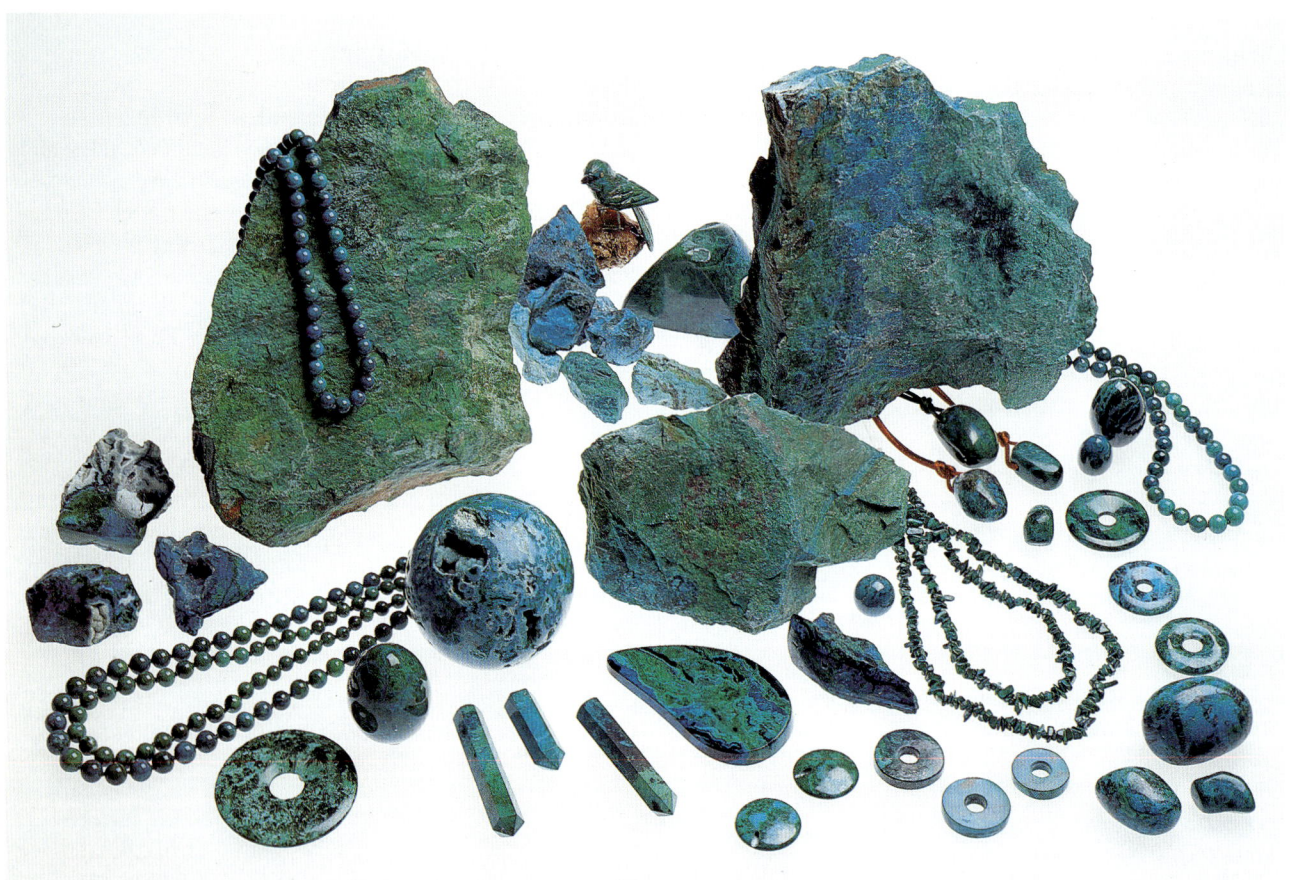

BERNSTEIN
LEBENSFREUDE

Ritzhärte: 2 - 2,5
Elemente und Verbindungen:
Kohlenstoff - Wasserstoff - Sauerstoff wenig Schwefel, seltener mit Pflanzen- und Insekten-Einschlüsse
Farben: hellgelb, honiggelb, goldgelb, orange, rot, braun bis schwarz, bräunlich, bläulich, grünlich, milchigweiss, meist durchscheinende aber oft, wegen durch Gase entstandenen Bläschen, undurchsichtige Knollen
Fundorte: Dänemark, Südschweden, Russland bei Königsberg und Küste, Lettland, Estland, Litauen, Polen, Mexiko, Kanada, Rumänien, Libanon (ca. 125 Millionen Jahre alt), Dominikanische Republik (ca. 35 Mio. Jahre alt – Schmetterlingsblütler)
Gesundheitsvorsorge und Förderung:
Atmungsorgane, Blase, Galle, Gelenke, Haut, Kopf, Leber, Magen, Nervensystem, Nieren, Ohren, Rücken, Sonnengeflecht, Stoffwechsel, Zähne
– Aktivität, Befreiung, Blütenpollen, Erfolg, Geschäftsleben, Grosszügigkeit, Motivation, Partnerschaft, Potenz, Schutz, Selbstbewusstsein, Wärmefluss
Hinweise: zärtliche Liebe, warmes Herz, „Lebenskraft. . . . man es mit einer Bernsteinkette schafft!" Während des Versteinerungsprozesses speicherte sich eine herrliche Vielfalt an Energieschwingungen vergangener Zeitepochen ein, um in allen, die ihn tragen die Selbstheilungskräfte zu mobilisieren. Bernsteinsplitter in Kornschnaps angesetzt, gibt ein Elixier, das den Bewegungsapparat belebt. Echtheitstest: brennt und hinterlässt Harzgeruch (brennender Stein). Fossiles organisches Harz der Kiefer, beste Qualität aus den baltischen Republiken (ca. 50 Millionen Jahre alt). Heute wird Bernstein leider auch schon mit synthetischen Stoffen verarbeitet und in grossen Massen auf den Markt geworfen
Bild 26 / Kapitel 7, 25, 96, 117, 123, 129, 147, 151

BLAUER CALCIT
BEJAHUNG

Gruppe: Kalkspat
Ritzhärte: 3 spröde
Elemente und Verbindungen:
Calcium - Carbonat   mit Kobalt-, Magnesium-, teils Aluminiumspuren
Farben: hellblau, himmelblau, undurchsichtig bis durchscheinend
Fundorte: Mexiko, Namibia, USA
Gesundheitsvorsorge und Förderung:
Halswirbel, Kopf, Nebenschilddrüse, Rachen, Rückenmark, Zähne
– Abkühlung, alte Gedankenmuster auflösen, Annehmen, Sicherheit, sich innerlich stärken, einfühlsame Stillzeit, Wiedergabe des Gelernten
Hinweise: enthält sehr viel eingebundenes Kristallwasser. Im Handel auch unter dem Namen Kobalto-Calcit zu finden
Bild 34 / Kapitel 19, 25, 96

BLAUER TOPAS
VERNUNFT

Gruppe: Korund
Ritzhärte: 8
Elemente und Verbindungen:
fluorhaltiges Aluminium - Silicat mit teils Magnesiumspuren
Farben: farblos, milchigbläulich, blassbläulich, hellblau, durchscheinend bis durchsichtig
Fundorte: Brasilien, Alaska, Ukraine, Ural, Schottland, Irland, England

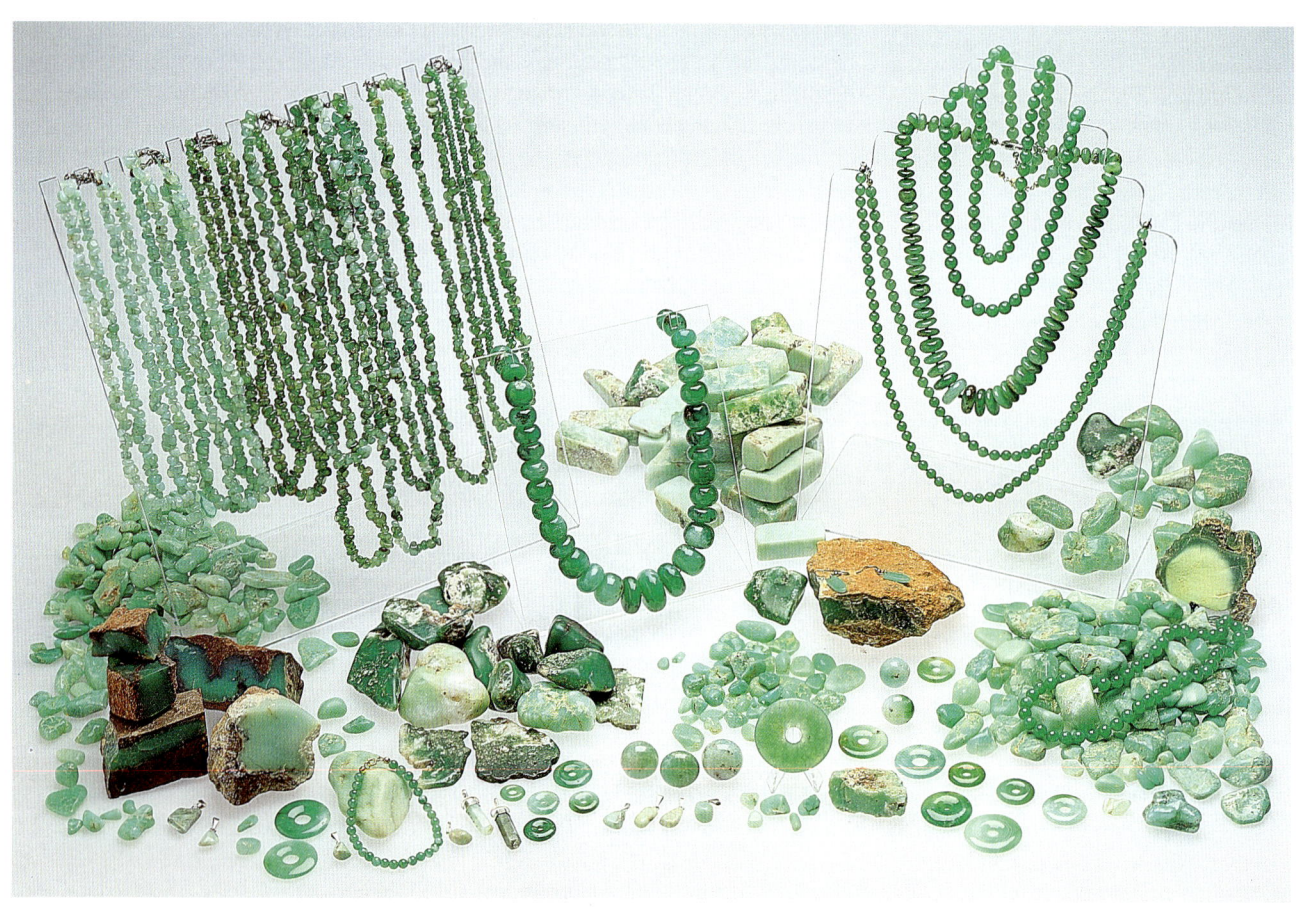

Gesundheitsvorsorge und Förderung:
Bronchien, Hals, Haut, Kehlkopf, Lungen, Nervensystem, Schleimhäute, Stimmbänder, Venen
– Gedankenaustausch, Inspiration, Klarheit, Reinigung, Ruhe, Schlaf, Selbstwertgefühl, Verhaltensmuster auflösen, Verständnis, Wissen annehmen
Hinweise: die blaue, intensive Farbe bekommt er oft durch Bestrahlung mit unkonventionellen Methoden, ist aber dann für die Gesundheitsförderung nicht zu verwenden.
Bild 142 / Kapitel 19, 25, 96, 129

BLUMEN-JASPIS
PHANTASIE

Gruppe: Quarz
Ritzhärte: 6,5 - 7
Elemente und Verbindungen:
Silicium - Dioxid mit Chrom-, Zink-, Schwefel-, Mangan-, Bor-, Phosphorspuren
Farben: grünlichschwarz mit rosarot, rot, gelb, olivgrün, gesprenkelt und durchzogen mit verschiedenen Zeichnungen, undurchsichtig

Fundorte: China, Indien, Philippinen
Gesundheitsvorsorge und Förderung:
Atmungsorgane, Blase, Galle, Haut, Körpergewebe, Knochen, Leber, Nerven, Schleimhäute, Zähne, Zentralnervensystem
– Beweglichkeit, Freiheit, Gedankenstärke, Heustaub, Inspiration, Selbstvertrauen, Träumen, Zärtlichkeit
Hinweise: im Handel als Trommelsteine und Pi-Scheiben erhältlich
Bild 28 / Kapitel 19, 25, 96, 147

BOULDER-OPAL
AUSDRUCK

Gruppe: Quarz
Ritzhärte: 5,5 - 6,5 druck- und stossempfindlich
Elemente und Verbindungen:
wasserhaltiges Silicium - Dioxid mit Eisen-, Calcium-, teils Fluor-, Mangan-, Kupfer-, Kobalt-, Schwefelspuren
Farben: lehmerdig von hell- bis dunkelbraun, zum Teil von opalisierenden, weissen, grauen, grünen, orangen, auch schon blauen bis violetten und bunten durchscheinenden Adern und Flächen durchzogen

Fundorte: Australien
Gesundheitsvorsorge und Förderung:
Dickdarm, Dünndarm, Haut, Hormondrüsen, Knochen, Knochenmark, Lymphsystem, Magen, Muskelgewebe, Solar Plexus, Zwölffingerdarm
– Aufrichtigkeit, Begeisterungsfähigkeit, Feinfühligkeit, Freundschaft, Intuition, Kreativität, Säuberung, Sport, Stärke, Talente, Verantwortung, Zielvorstellung
Hinweise: Vorkommen in vulkanischem, ultrabasischem, biogenem Gestein der Verwitterungskrusten
Bild 92 / Kapitel 19, 25, 96, 129, 155

BRECCLET-JASPIS
FORMGEBUNG

Gruppe: Quarz
Ritzhärte: 6,5 - 7
Elemente und Verbindungen:
Silicium - Dioxid mit Eisen-, Schwefel-, Manganspuren
Farben: rötlichbraun, gelblichbraun, weissgelb, undurchsichtig
Fundorte: Australien, USA, Ural, Südafrika
Gesundheitsvorsorge und Förderung:
Beine, Dickdarm, Dünndarm, Füsse,

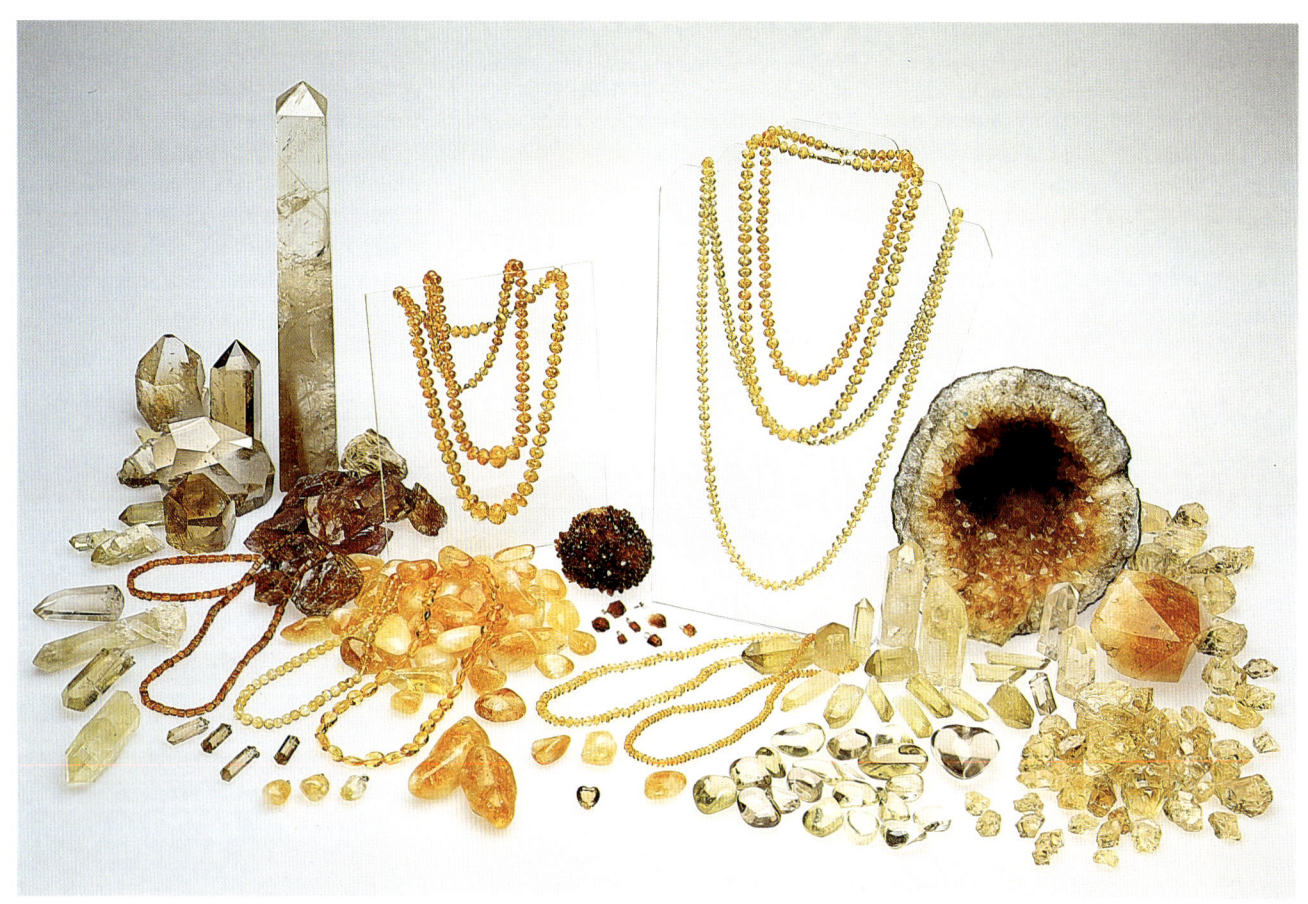

Galle, Leber, Magen, Wirbelsäule, Zwölffingerdarm
– Anerkennung, Ausdruck, Begeisterungsfähigkeit, Ehrgeiz, Entschlossenheit, Iden-
tifikation, Realität, Strukturieren, Verwurzelung, Vorwärtsschreiten, Zusammenhalt
Bild 30 / Kapitel 19, 25, 96, 129

B U N T - J A S P I S
VIELFALT

Gruppe: Quarz
Ritzhärte: 6,5 - 7
Elemente und Verbindungen:
Silicium-Dioxid mit Eisen-, Manganspuren
Farben: rot, braun, gelb, grün, braun-
schwarz, gemustert, undurchsichtig
Fundorte: Indien, Australien, China,
Brasilien, USA, Ural
Gesundheitsvorsorge und Förderung:
Bauchspeicheldrüse, Blut, Dickdarm,
Galle, Gebärmutter, Harnorgane, Haut,
Herz, Hoden, Knorpel, Leber, Mund,
Penis, Scheide
– Ausdruckskraft, Belastbarkeit, Einfühlen,
Entfaltung, Erholung, Familiensinn, Ge-
burtsbegleiter, Gleichgewicht, Intuition,
Sympathie

Hinweise: enthält teilweise bis zu 20%
farbbestimmende Fremdstoffe
Bild 32 / Kapitel 19, 25, 96, 123

C A L C I T
FROHSINN

BLAUER-CALCIT
GRÜNER-CALCIT
MANGAN-CALCIT
ORANGE-CALCIT
ROTER-CALCIT
WEISSER-CALCIT
Bild 34

C H A L C E D O N
KOMMUNIKATION

Gruppe: Quarz
Ritzhärte: 7
Elemente und Verbindungen:
Silicium - Dioxid mit Eisen-, Kobalt-,
Aluminium-, Magnesium-, Selenspuren

Farben: weissgrau, weissblau, durch-
scheinend bis milchig
Fundorte: Deutschland, Italien, Österreich, Brasilien, USA, Neuseeland, Ural,
Simbabwe
Gesundheitsvorsorge und Förderung:
Gallenblase, Haare, Hals, Hormondrüsen,
Kehlkopf, Luftröhre, Lungen, Mandeln,
Milchdrüsen, Nägel, Schultern, Stimm-
bänder, Wasserhaushalt
– Aussprache, Balance, Begeisterungs-
fähigkeit, Föhnverträglichkeit, Fremd-
sprachen, Konfrontationsfähigkeit, kühlt
die Haut, Redegewandtheit, weibliche
Reife, Rücksichtnahme, Schule, Selbstbe-
wusstsein, Selbstkontrolle, Sonnenverträg-
lichkeit, Spontanität, mütterliche Stillfreu-
den, verborgene Gefühle freisetzen,
Widerstandsfähigkeit
Bild 36 / Kapitel 19, 25, 96, 117, 123, 129, 147

C H A R O I T
UR-KRAFT

Ritzhärte: 6
Elemente und Verbindungen:
(Kalium - Natrium) (Calcium - Barium -
Strontium) Wasserstoff (Kristallwasser)

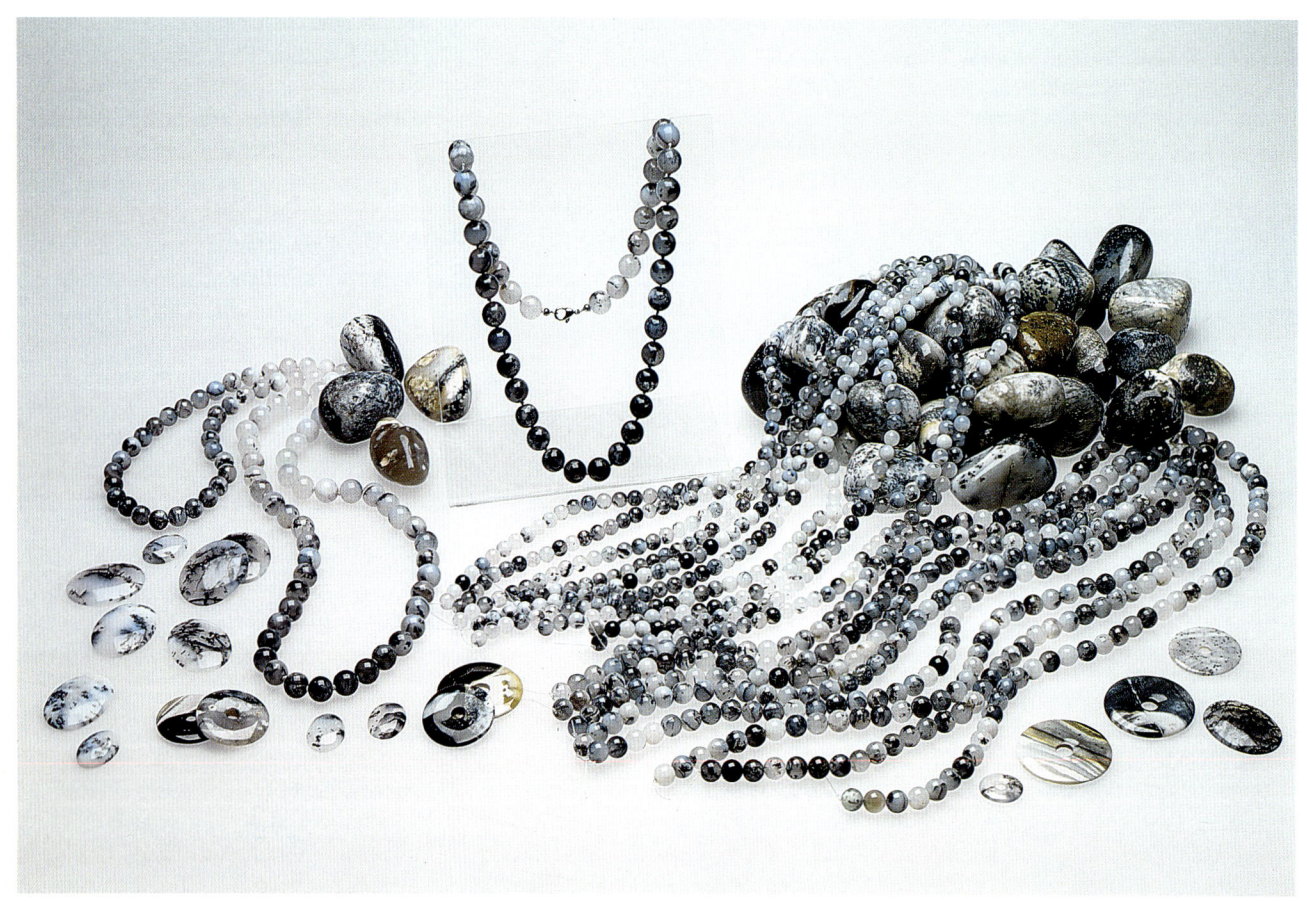

mit vielen Schwermineralien, sowohl gediegenen Elementen als auch Sulfide
Farben: flieder, lila, violett bis rotviolett, sanfte bis wirbelnde Strukturen, undurchsichtig bis durchscheinend
Fundorte: Ost-Sibirien, Maly-Murun, am Charo-Fluss
Gesundheitsvorsorge und Förderung: in Selbstverantwortung gibt es nichts in mir und nichts in meinem Leben, was sich nicht lohnt, es auszuleben.
– Verrück-(t)-heit-en, nimm mich, gemeinsam suchen wir den Weg zurück zu Dir. „Erhöhtes Kundalini"
Hinweise: in unserer Zeit sicherlich einer der eindrücklichsten Steine. Er birgt in sich bis zu 50 verschiedene Mineralien wie Aegirin, (Chalkosin [Kupferglanz]), (Covellin [Kupferindig]), (Digenit), (Djerfisherit), Feldspat, (Froodit), (Galenit [Bleiglanz]), (Gold), (Kupfer), (Platin), Quarz, (Spahlerit [Zinkblende]), (Silber), (Speerylith), (Sobelerskit), (Thalcusit), Tinaksit, auch mit Canasit, Fedorit, Pektolith und Miserit. Ferner weisen die Thoriumminerale der Gruppe Ekanit und Para-Ekanit Radioaktivität auf. Schwermineralien, gediegene Elemente und auch Sulfide sind manchmal in Spuren festgestellt worden.

$(K, Na)_5 (Ca, Ba, Sr)_8 (Si_{6}O_{15})_2 Si_2O_9 (OH, F) \cdot 11H_2O$

Seine wahre Identität wurde erst 1987 erkannt. Die Forschungsarbeiten sind noch nicht abgeschlossen

Bild 38 / Kapitel 19, 25, 96, 117, 129

CHRYSOKOLL
FRIEDEN

Ritzhärte: 2 - 4
Elemente und Verbindungen:
wasserhaltiges, basisches Kupfer - Silicat mit Chrom-, Zink-, Mangan-, Selen-, Eisen-, Calciumspuren
Farben: tiefes grün, blaugrün bis tiefes blau, undurchsichtig bis durchscheinend
Fundorte: Chile, USA, Israel, Mexiko, Ural, Zaire
Gesundheitsvorsorge und Förderung:
Arterien, Atlas, Blutzuckerspiegel, Geschlechtsorgane, Haare, Hals, Haut, Herz, Hormondrüsen, Kopf, Lungen, Muskelgewebe, Nerven, Schilddrüse, Stoffwechsel, Venen, weiblicher Zyklus
– Allumfassende Liebe, Ausdruck, Einklang, Freundlichkeit, Freundschaft, Fürsorge, Geburtsbegleiter, Künste, Musikgehör, Nestwärme, Persönlichkeitsentwicklung, Schönheitssinn, Schwangerschaft, Selbstachtung, Stabilität, Vitalität, Weiblichkeit, tiefe Wertschätzung, Zuhören
Hinweise: Chrysokoll in Wohnungen plaziert, fördert ein gefühlvolles Zusammen-Leben

Bild 40 / Kapitel 19, 25, 96, 129, 155

CHRYSOPRAS
ERNEUERUNG

Gruppe: Quarz
Ritzhärte: 6,5 - 7
Elemente und Verbindungen:
Silicium - Dioxid mit Nickel-, Chrom-, Mangan-, Calcium-, teils Zink- und Schwefelspuren
Farben: hell- bis dunkelgrün, apfelgrün, lauchgrün, durchscheinend bis undurchsichtig
Fundort: Australien, Indien, Madagaskar, Polen (Oberschlesien), Ural, USA, Südafrika
Gesundheitsvorsorge und Förderung:
Blutzuckerspiegel, Eileiter, Haut, Herz, Hormondrüsen, Hypothalamus, Keimdrüsen, Kopf, Nervensystem, Prostata, Stoffwechsel, Zellen

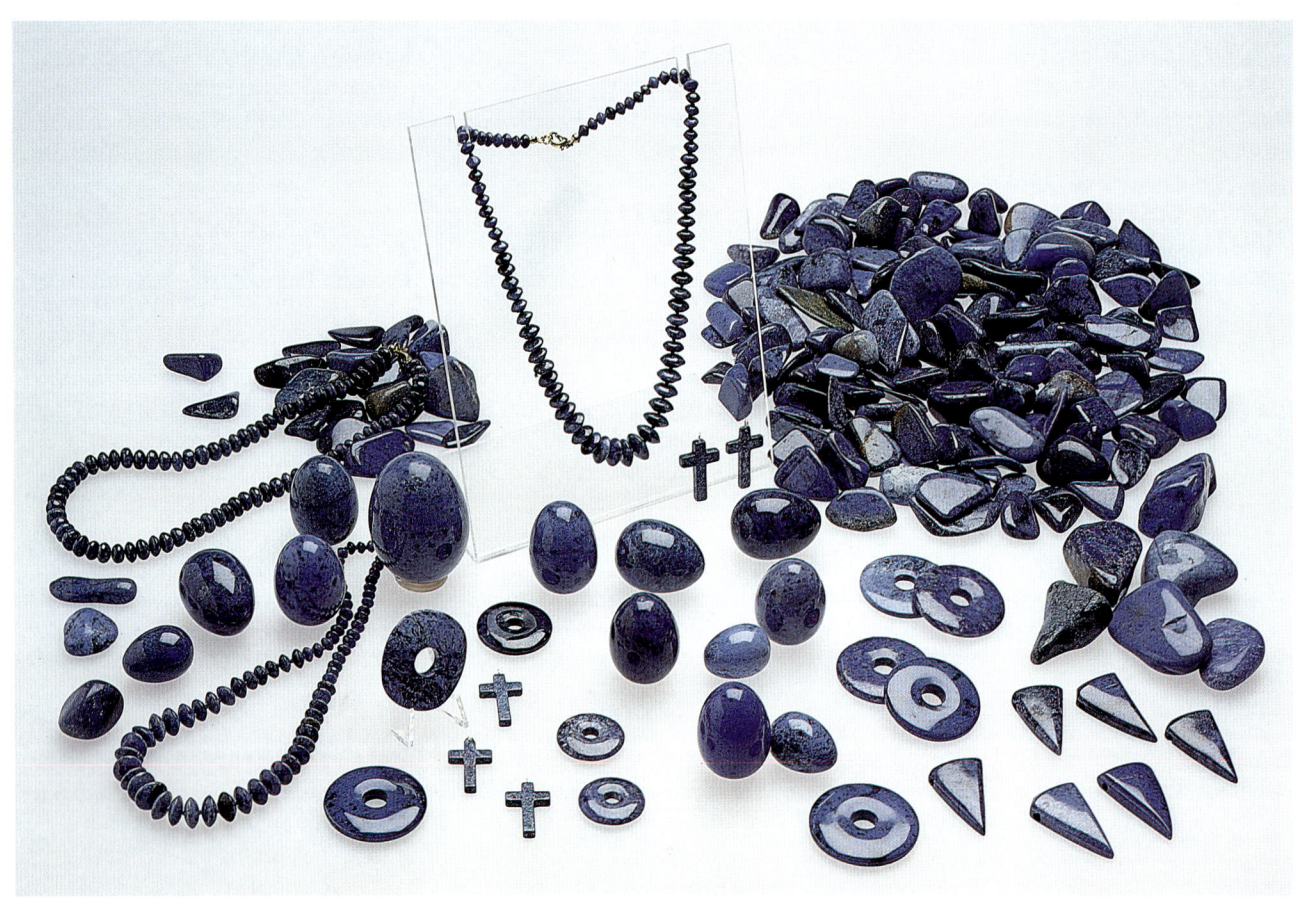

– Anpassungsfähigkeit, Einsicht, Frische, Frohsinn, Fruchtbarkeit, Geniessen, Harmonie, Jungbrunnen, Lebenssinn, Leichtigkeit, Schutz, Selbstakzeptanz, Selbsterkenntnis, Selbstvergebung, Sinnlichkeit, Vielseitigkeit, Wachstum (geistig, spirituell)

Hinweise: Goldlauch bringt den Frühling und Regsamkeit der Gedanken ins reife Leben. Im Liebesglück das Herz erfreut und ebenso erfrischt, und wenn es auch nicht immer mehr das Jüngste ist. Die Farbe beruht auf Einlagerung von körnigen, wasserhaltigen Nickelsilicaten zwischen den Fasern. Er ist die wertvollste Varietät des Chalcedons. Der Zitronenchrysopras ist gelblichgrün mit Phosphorspuren

Bild 42 / Kapitel 19, 25, 96, 129, 147, 155

CITRIN
ZUVERSICHT

Gruppe: Quarz
Ritzhärte: 7
Elemente und Verbindungen:
Silicium - Dioxid mit Eisen-, Mangan-, Titanspuren

Farben: hellgelb bis goldbraun, rötlichbraun, durchsichtig bis durchscheinend
Fundorte: Brasilien, Kolumbien, Ural, USA, Madagaskar, Frankreich, Spanien, Schottland
Gesundheitsvorsorge und Förderung:
Bauchspeicheldrüse, Blinddarm, Dünndarm, Grosshirn, Harnorgane, Magen, Muskulatur, Nervengeflecht
– Annahmewilligkeit, Auffassungsvermögen, Heiterkeit, klare Gedankenformen, Kompromissbereitschaft, Lebensbejahung, Motivation, Mut, Vertrautheit, Zielausrichtung, Zärtlichsein
Hinweise: vorab der Natur-Citrin verhilft beim Verarbeiten der Alltagseindrücke und sorgt für ein kontrolliertes Loslassen der dabei entstandenen Emotionen. Gebräuchliche Handelsbezeichnung für gebrannten Amethyst und Rauchquarz. Die Brenntemperaturen, ca. 400 – 550 Grad, bestimmen den Farbton. Natürliche Vorkommen sind seltener und farblich überwiegen blassgelb und durchsichtig

Bild 44 / Kapitel 19, 25, 96, 123, 129, 147

DENDRITEN-ACHAT
AUFLÖSUNG

Gruppe: Quarz
Ritzhärte: 7
Elemente und Verbindungen:
Silicium - Dioxid mit Eisen-, Mangan-, Calcium-, Zinkspuren
Farben: weiss-schwarz, weissgrau, milchweiss, weissbraun, rotbraun, undurchsichtig bis durchscheinend
Fundort: Brasilien, Indien, USA, Mongolei, Uruguay
Gesundheitsvorsorge und Förderung:
Bandscheiben, Haut, Haare, Lymphbahnen, Muskulatur, Nervensystem, Tränendrüse, Wasserhaushalt
– Bewusstseinserweiterung, Einfühlungsvermögen, Erlebnisverarbeitung, Erneuerung, Neuorientierung, Selbstvertrauen, Sinnfindung, Vertrauen in die Zukunft
Hinweise: hilft bei der Verarbeitung und Auflösung von Festgefahrenem aus vergangener Zeit

Bild 46 / Kapitel 19, 25, 96, 123, 129, 151

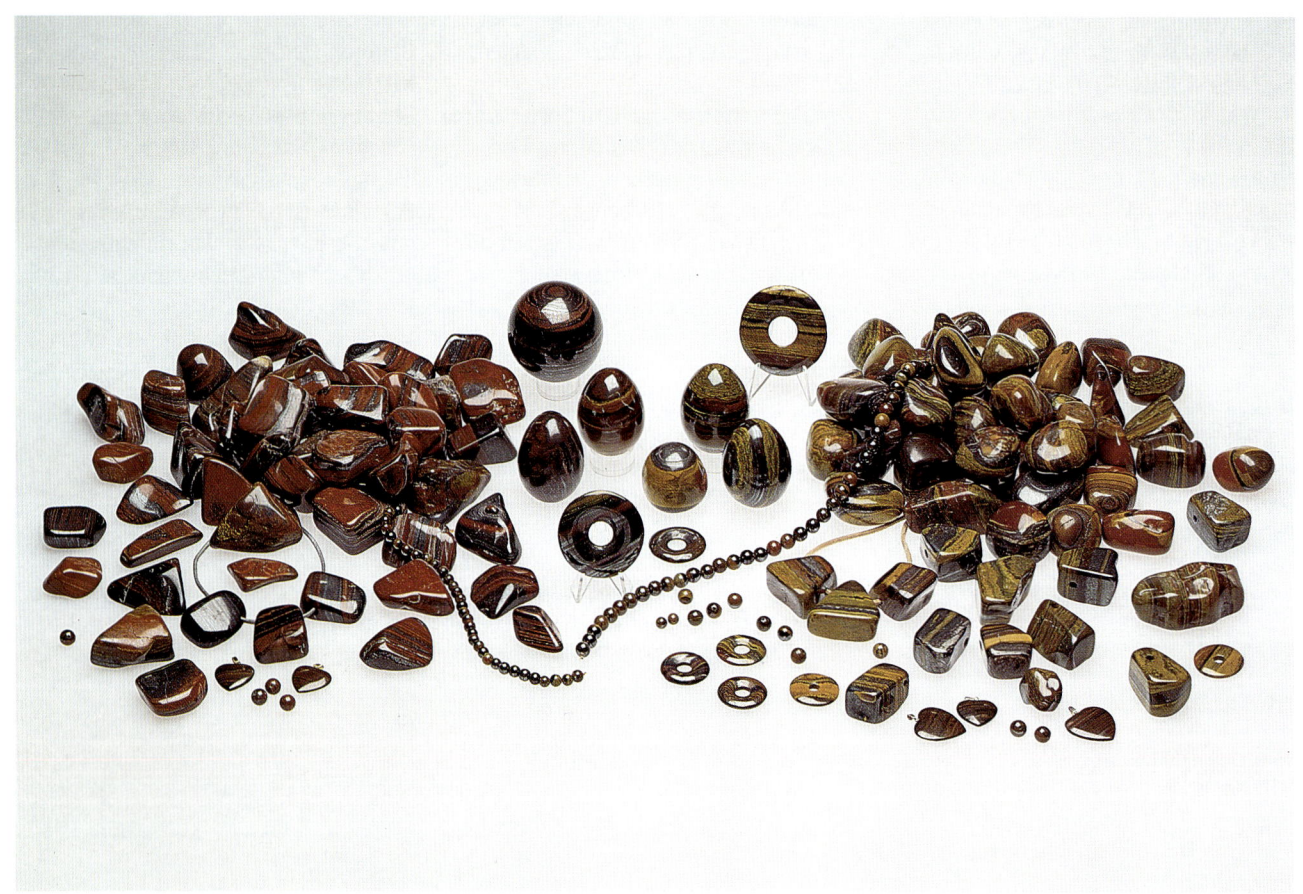

DIAMANT
LOSLASSEN

Ritzhärte: 6
Elemente und Verbindungen:
kristallisierter Kohlenstoff
Farben: farblos, braun, blau, gelb,
rötlich, manchmal grünlich, schwarz,
durchsichtig bis durchscheinend
Fundort: Angola, Brasilien, Indien,
Sibirien, Tansania, Zaire,
Gesundheitsvorsorge und Förderung:
Atlas, Energie- und Wärmeregulierung,
Gehirn, Geschlechtsorgane, Hypothalamus, Knochen, Kreislauf, Nervensystem,
Verdauungsorgane, Zirbeldrüse
– Auflösung, Entspannung, Gedankenstärke, geistige Klarheit, Reinigung,
Selbstwertgefühl, Wahrnehmungsfähigkeit, spirituelles Wachstum
Kapitel 7, 25

DUMORTIERIT
BESONNENHEIT

Ritzhärte: 7
Elemente und Verbindungen:
Aluminium - Borat - Silicat   mit
Kobalt-, Eisen-, Zink-, Manganspuren
Farben: blau, tiefblau, violettblau, rotgrün, rotbraun, rotviolett, bläulichweiss,
gefleckt, undurchsichtig bis durchscheinend
Fundorte: Frankreich, Deutschland,
Polen, USA, Indien, Japan, Brasilien,
Madagaskar, Südafrika, Rhodesien
Gesundheitsvorsorge und Förderung:
Brustnerven, Grosshirn, Halsnerven,
Hirnstamm, Immunsystem, Kleinhirn,
Nervensystem, Rückenmark
– Beobachtungsgabe, Entspannung,
Meditationsbegleiter, Persönlichkeitsentfaltung, Reisen (Land, Luft und See),
Sanftmut, Sammlung, Vergangenheitsauflösung, inneres Wachstum
Hinweise: dieser herrliche, sanft auf
allen Ebenen des Seins wirkende Freund,
begleitet jeden auf dem Lebensweg für
sich selbst und für andere wohlweislich
vorausschauend zu denken
Bild 48 / Kapitel 19, 25, 96, 117, 129, 147

EDEL-OPAL
INTUITION

Gruppe: Quarz
Ritzhärte: 5,5 - 6,5   druck- und
stossempfindlich
Elemente und Verbindungen:
wasserhaltiges Silicium - Dioxid
mit Mangan-, Calcium-, Aluminium-,
Eisen-, teils Arsenspuren
Farben: buntes opalisierendes Farbenspiel von weiss, grau, grün, blau bis
violett, undurchsichtig bis durchsichtig
Fundorte: Australien, Brasilien, Guatemala, Honduras, Japan, USA
Gesundheitsvorsorge und Förderung:
Herz, Körpergewebe, Lungen, Lymphsystem,
Stoffwechsel, Wasserhaushalt
– Allumfassende Liebe, Aufschwung,
Ausdruck, Einkehr, Fähigkeiten freisetzen,
Ideenreichtum, Intuition, Künste, Mondvertrautheit, Spirituelle Entfaltung, Vielfalt, Wahrnehmung
Hinweise: Vorkommen in vulkanischem,
ultrabasischem, biogenem Gestein der Verwitterungskrusten. Opal braucht Feuchtigkeit, ab und zu in feuchte Watte gelegt,
fühlt er sich jung und wohl. „Schwarzer
Opal" ist begehrt, kostbar und selten
Bild 92 / Kapitel 19, 25, 155

FALKENAUGE
ÜBERBLICK

TIGERAUGE
SCHAFFENSKRAFT

ROTES TIGERAUGE
AUSDAUER

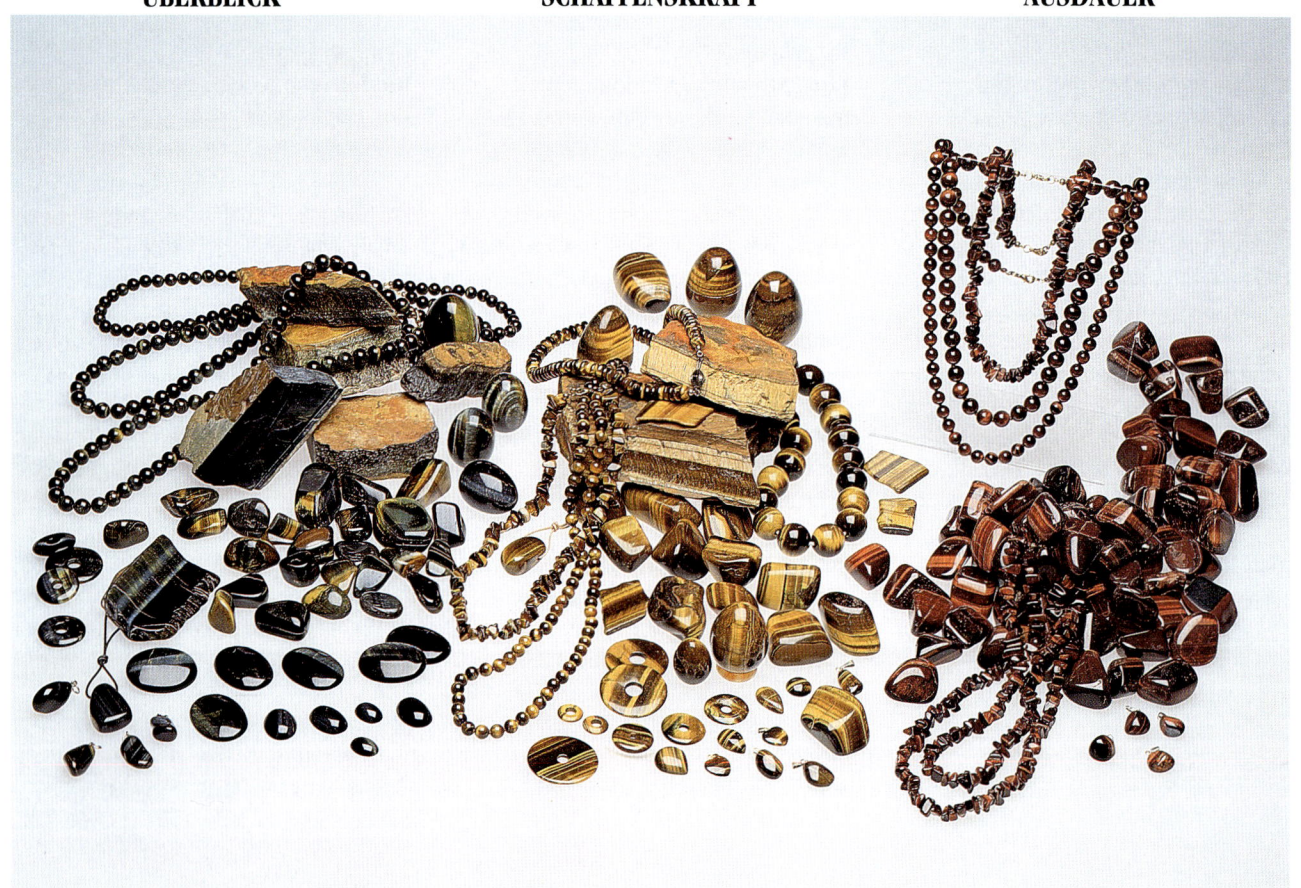

EDEL-TOPAS
KONTAKTFÄHIGKEIT

Gruppe: Korund
Ritzhärte: 8
Elemente und Verbindungen:
fluorhaltiges Aluminium - Silicat
mit Eisen-, Chrom-, Mangan-, Titan,
Zinnspuren
Farben: gold, goldgelb, hellbraun, rosa-
gelb, durchscheinend bis durchsichtig
Fundorte: Pakistan, Ural, Japan, Mada-
gaskar, Australien, Mexiko, Sri Lanka,
USA, Brasilien
Gesundheitsvorsorge und Förderung:
Bauchspeicheldrüse, Blutzuckerspiegel,
Grosshirn, Herz, Magen, Rücken, Schleim-
häute, Sonnengeflecht, Verdauungssystem
– Auflösung, Aufrichten, Bewusstheit,
Kontaktfreude, Optimismus, Selbstwert-
gefühl, Sonnenkraft, Spontanität
Hinweise: sehr kostbare und seltene
Varietäten sind der rosa und violette
Natur-Topas. Beim Edel-Topas handelt es
sich um den „Imperial Topas"
Bild 142 / Kapitel 19, 25, 96, 129

EISEN-JASPIS
BESTÄNDIGKEIT

Gruppe: Quarz
Ritzhärte: 5,5 - 7
Elemente und Verbindungen:
Silicium - Dioxid mit Mangan-,
Schwefel-, Eisenspuren
Farben: senfgelb, rostrot, silber, ocker,
weinrot, dunkelbraun, schwarz, lagen-
weise durchzogen, undurchsichtig
Fundorte: Südafrika, Australien, Norwe-
gen, Indien, Neuseeland, England
Gesundheitsvorsorge und Förderung:
Bauchmuskulatur, Bandscheiben, Bewe-
gungsapparat, Blutaufbau, Darmausgang,
Gelenke, Genitalbereich, Haare, Haut,
Immunsystem, Kreislauf, Mastdarm
– Aktivität, Aufbau, Energiespeicherung,
Entschlossenheit, Gesellschaftsfreude,
Geweberegeneration, Leistungsfähigkeit,
Pflichterfüllung, Schutz, Unternehmungs-
lust, Widerstandskraft
Bild 50 / Kapitel 19, 25, 96, 123, 129, 147

FALKENAUGE
ÜBERBLICK

Gruppe: Quarz
Ritzhärte: 5 - 6
Elemente und Verbindungen:
Silicium - Dioxid mit Eisen-, Kalium-,
Schwefel-, Mangan-, Kupferspuren
Farben: blaugrün, blauschwarz, gebän-
derte Wellenmuster, Seidenglanz, undurch-
sichtig
Fundorte: Australien, Mexiko, Sri Lanka,
Südafrika
Gesundheitsvorsorge und Förderung:
Atmungsorgane, Augen, Brustbereich, Ge-
lenke, Hautgewebe, Herzmuskulatur, Hypo-
physe, Kau- und Lachmuskeln, Knochen,
Luftröhre, Lunge, Nerven, Zunge
– Beständigkeit, Beweglichkeit im Geist
und Gedanken, Ideenreichtum, Klarheit,
Sichtweite, Übersicht
Hinweise: ausgezeichnete Unterstützung
der Sehkraft bei Feinst- und
Kleinstarbeiten
Bild 52 / Kapitel 19, 25, 96, 123, 129

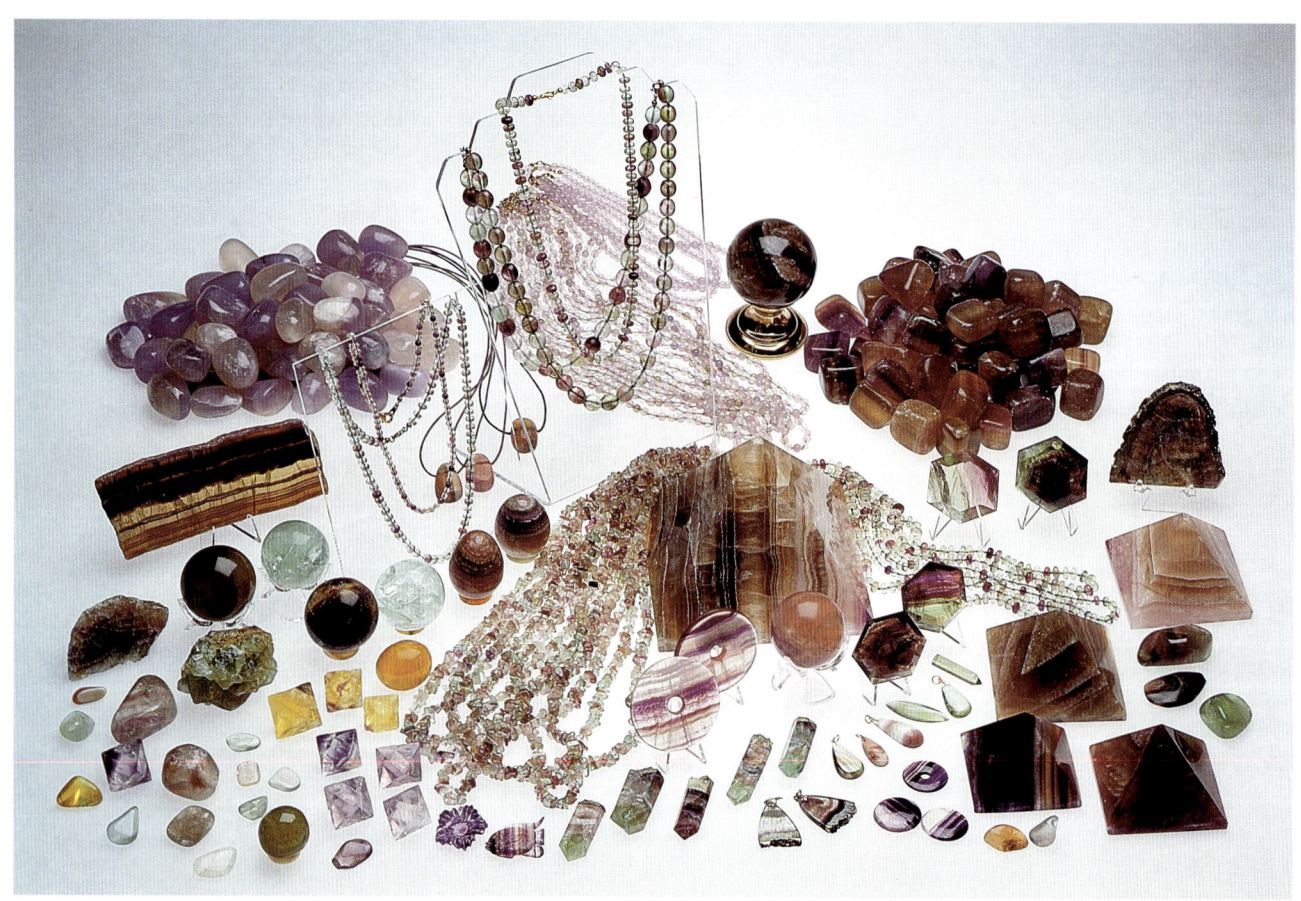

FEUER-OPAL
SEXUALITÄT

Gruppe: Quarz
Ritzhärte: 5,5 - 6,5   sehr empfindlich
Elemente und Verbindung:
Wasserhaltiges Silicium - Dioxid
mit Aluminium-, Calcium-, Eisen-,
Magnesiumspuren
Farben: orange bis feuerrot, bräunlich,
milchig, durchscheinend bis durch-
sichtig
Fundorte: Mexiko, Türkei, Kasachstan,
Kamtschatka, Westaustralien, Brasilien
Gesundheitsvorsorge und Förderung:
Gehirn, Geschlechtsorgane, Hormondrüsen,
Lymphsystem, Wasserhaushalt, Wirbelsäule
– Begeisterung, Bewusstseinserweiterung,
Empfindungsfähigkeit, gefühlsvoll, Gleich-
gewicht, sinnlicher Genuss, Unbeschwert-
heit, Entspannung, Erotik, Fruchtbarkeit,
Morgenfrische, Verschmelzung, Vitalität
Bild 92 / Kapitel 19, 25, 96, 129, 155

FLUORIT
IM FLUSS SEIN

Gruppe: Flusspat
Ritzhärte: 4
Elemente und Verbindungen:
Calcium - Fluorit   mit Chrom-, Eisen-,
Schwefel-, Kupfer-, Manganspuren
Farben: farblos, rot, orange, gelb, weiss-
gelb, rosa, violett, weiss, rotviolett, grün,
blauviolett bis dunkel, durchscheinend
bis durchsichtig
Fundorte: England, Schweiz, Deutsch-
land, Bulgarien, Australien, Norwegen,
Italien, Mongolei
Gesundheitsvorsorge und Förderung:
Gehirn, Hals, rechte und linke Hemisphä-
re, Herz, Knochen, Knorpel, Kohlenhydra-
te-Stoffwechsel, Kopf, Lunge, Nacken,
Ohren, Schleimhäute, Zähne, Zahnfleisch
– Fliessen, Gedächtnisstärkung, Geschicklichkeit, Koordination, Konzentration, Lern-
freude, Liebesfreude, Offenheit, Selbstvertrauen, Vergangenheitsauflösung, Verstehen,
Wahrnehmungs- und Aufnahmefähigkeit
Bild 54 / Kapitel 19, 25, 96, 123, 129, 147

GELBER-JASPIS
FREIGEBUNG

Gruppe: Quarz
Ritzhärte: 6,5 - 7
Elemente und Verbindungen:
Silicium - Dioxid   mit Schwefel-,
Phosphor-, Manganspuren
Farben: senfgelb bis bräunlich, ocker,
undurchsichtig
Fundorte: Libyen, Rhodesien, Marokko,
Mexiko
Gesundheitsvorsorge und Förderung:
Bauchspeicheldrüse, Darmflora, Dick-
darm, Dünndarm, Haare, Haut, Knochen,
Körpergewebe, Lendenwirbel, Mastdarm,
Sonnengeflecht
– Aufarbeitung, Befreiung, Bescheiden-
heit, Entspannung, Gelassenheit, Reini-
gung, Vertrauen, Zuversicht
Bild 136 / Kapitel 19, 25, 123

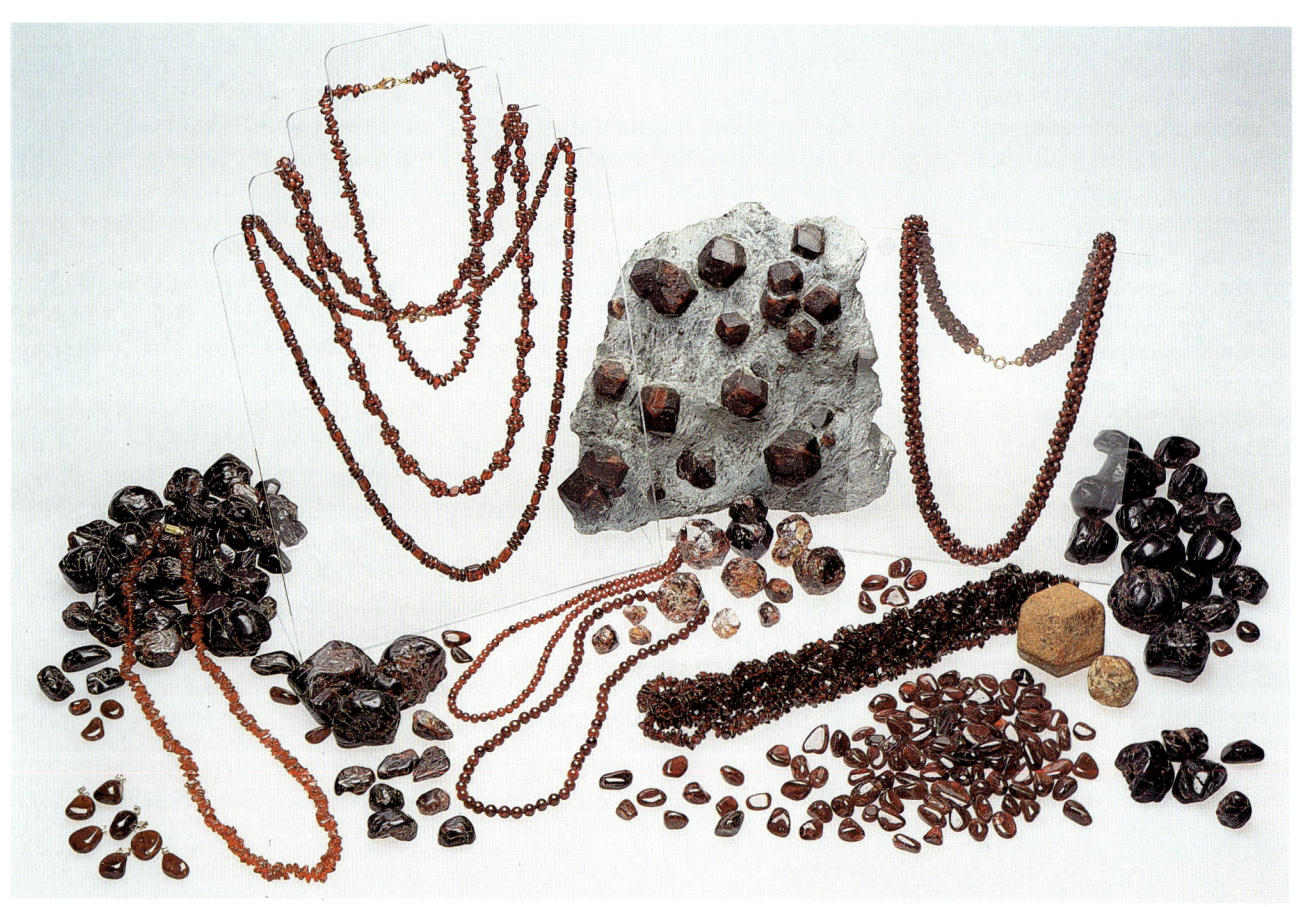

GRANAT
DYNAMIK

Gruppe: Granat
Ritzhärte: 6,5 - 7,5
Elemente und Verbindungen:
Aluminium - Silicat aus isomorpher Mischungsreihe mit Mangan-, Eisen-, Calcium-, Aluminium-, Chrom-, Vandadium-, Titan- und andere Spuren
Farben: rotviolett, rotbraun, dunkelrot, braun, weiss, rosa, hellgrün bis smaragdgrün, hyazinthrot, gelbrot, undurchsichtig bis durchsichtig
Fundorte: Vorkommen auf allen 5 Kontinenten
Gesundheitsvorsorge und Förderung:
Blutaufbau, Gebärmutter, Haut, Herz, Hoden, Ischias, Leisten, Lunge, Muskulatur, Penis, Prostata, Scheide, Wirbelsäule, Zellgewebe
– Aktivität, Antriebskraft, Erfolg, Lebensmut, Potenz, Selbstwertgefühl, Schutz, Stabilität, Tapferkeit, Vitalität, Willenskraft
Hinweise: Übersicht der Granat-Varietäten: Pyrop, Almandin, Spessartin, Grossular, Demantoid, Uwarowit, Andradit, Goldmannit, Kimzeyit
Bild 56 / Kapitel 19, 25, 96, 123, 129, 147

GRÜNER-CALCIT
BEWEGLICHKEIT

Gruppe: Kalkspat
Ritzhärte: 3 spröde
Elemente und Verbindungen:
Calcium - Carbonat mit Chrom-, Schwefel-, teils Phosphor-, Magnesium-, Zinkspuren
Farben: lindengrün, pistaziengrün, hellgrün, gräulichgelb, undurchsichtig bis durchscheinend
Fundorte: Mexiko, Namibia, USA
Gesundheitsvorsorge und Förderung:
Arterien, Bindegewebe, Gehirn, Gelenke, Haut, Herzkranzgefässe, Knochengewebe, Muskelgewebe, Nebenschilddrüse, Schweissdrüsen, Talgdrüsen,
– Erinnerungsvermögen, Gedankenfluss, Geselligkeit, Herzlichkeit, Leistungsfähigkeit in Schule und Sport, Schlaf, Wendigkeit
Hinweise: in seiner sanften Farben-Vielfalt ist er für Ungeborenes bis hin zum Greisen ein unentbehrlicher Begleiter. In der lichtdurchlässigen, hellgrünen Varietät ist sehr viel Kristallwasser eingebunden
Bild 34 / Kapitel 19, 25, 96, 123, 129, 147

HÄMATIT
TATKRAFT

Ritzhärte: 5,5 - 6,5
Elemente und Verbindungen:
Eisen (III) - Oxid
Farben: schwarzgrau, braunrot, stahlgrau bis schwarz, undurchsichtig
Fundorte: Schweden, Norwegen, Spanien, Insel Elba, Indien, Neuseeland, USA, Brasilien, Schweiz, Ural
Gesundheitsvorsorge und Förderung:
Augen, Bandscheiben, Beine, Blutaufbau, Darmausgang, Füsse, Gelenke, Haut, Ischiasnerv, Kopf, Kreuzbein, Leber, Milz, Muskulatur, Nieren, Oberschenkel- und Wadenmuskel, Steissbein, Wirbelsäule
– Arbeitslust, Durchsetzungsvermögen, Geweberegeneration, Halt, kraftvolles Handeln, Rekonvaleszenz, Reserven, Schlaf, Schwangerschaft, Stärkung, Stabilität, Unternehmungslust, Widerstandskraft, Wiederaufbau
Hinweise: den Blutstein zur Förderung der Durchblutung mit ins Bad genommen hat man ganz schnell liebgewonnen
Bild 58 / Kapitel 19, 25, 96, 117, 123, 129, 147

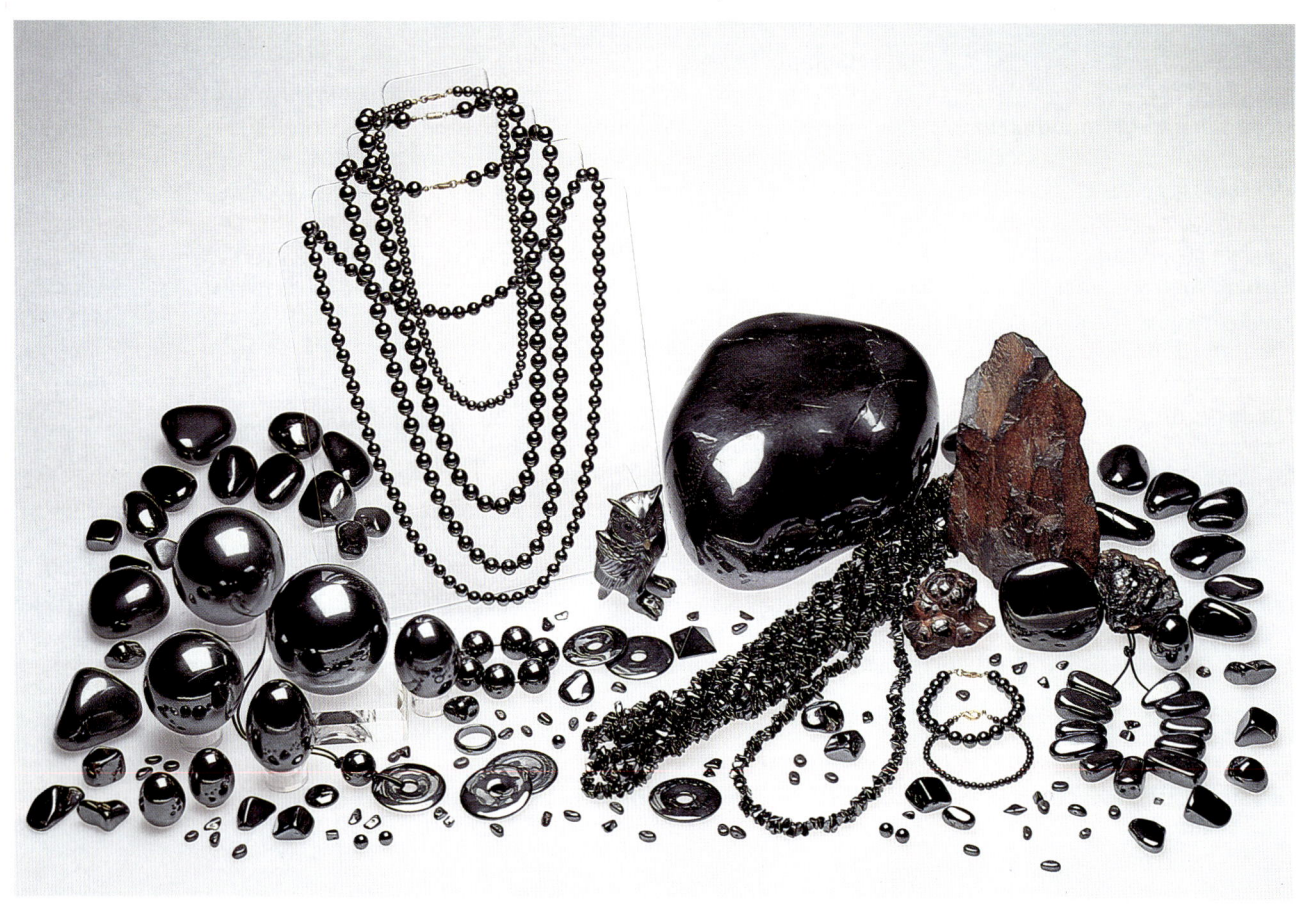

HELIOTROP
CHANCE

Gruppe: Quarz
Ritzhärte: 6,5 - 7
Elemente und Verbindungen:
Silicium - Dioxid mit Chrom-, Eisen-, Magnesiumspuren
Farben: dunkelgrün mit roten Punkten, ocker, hellgrau, rostrot, schattiert, undurchsichtig
Fundorte: Indien, Australien, Brasilien, China, USA, Österreich, Schottland,
Gesundheitsvorsorge und Förderung:
Beine, Blutaufbau, Darmausgang, Eierstöcke, Gebärmutter, Gebärmutterhals, Harnblase, Haut, Herzkreislauf, Herzmuskel, Hoden, Kapillargefässe, Knochenmark, Mastdarm, Nase, Ohren, Prostata, Thymusdrüse
– Ausdauer, Beständigkeit, Druckausgleich, Entschlusskraft, Frieden, Geburt, Halt, Lebenskraft, Lebenswille, Loslassen, Reinigung, Verantwortungsbewusstsein, Verstand, Vertrauen
Bild 60 / Kapitel 19, 25, 96, 123, 129, 147, 151

HOLZSTEIN
WANDLUNG

Gruppe: Quarz
Ritzhärte: 6,5 - 7
Elemente und Verbindungen:
Silicium - Dioxid mit Kohlenstoffspuren
Farben: hell- bis dunkelbraun, grau, rot, undurchsichtig bis durchscheinend
Fundorte: Ägypten, USA, Argentinien, Rumänien, Libyen
Gesundheitsvorsorge und Förderung:
Arterien, Darmausgang, Energie-, und Wärmeregulierung, Galle, Herz, Hüfte, Knochen, Leber, Milz, Rücken, Stoffwechsel, Stuhlgang, Verdauung
– Abwehrfähigkeit, Ausdauer, Beharrlichkeit, Geborgenheit, Rückerinnerungen, Stärke, Verarbeitungsfreude
Hinweise: Pseudometamorphose – Holz wird mit Hilfe der Kieselsäure umgewandelt, chemisch gleich wie Opal
Bild 62 / Kapitel 7, 19, 25, 123, 147

HOWLITH
AUFBAU

Ritzhärte: 3 - 4
Elemente und Verbindungen:
Calcium - Bor - Silicat mit Phosphor-, Chrom-, Zinkspuren
Farben: weiss mit grauen Adern durchzogen, undurchsichtig
Fundorte: USA, Kanada
Gesundheitsvorsorge und Förderung:
Bänder, Blutzuckerspiegel, Gelenke, Knochen, Knorpel, Nägel, Rückenmuskulatur, Säure-Basen-Haushalt, Sehnen, Stoffwechsel, Zähne
– Aktionsfreude, Aufrichtigkeit, Beweglichkeit, Elastizität, Handlungsfähigkeit, Selbstbezogenheit, Stabilität, Standfestigkeit, Verbundenheit
Hinweise: eignet sich ideal zum Färben in allen Farben, vorwiegend in Türkisblau. Kommt zumeist als Türkelith (auch Türkenit – Magnesit) in den Handel, was zu Verwechslungen mit Türkis führt
Bild 64 / Kapitel 19, 25, 96, 129, 147

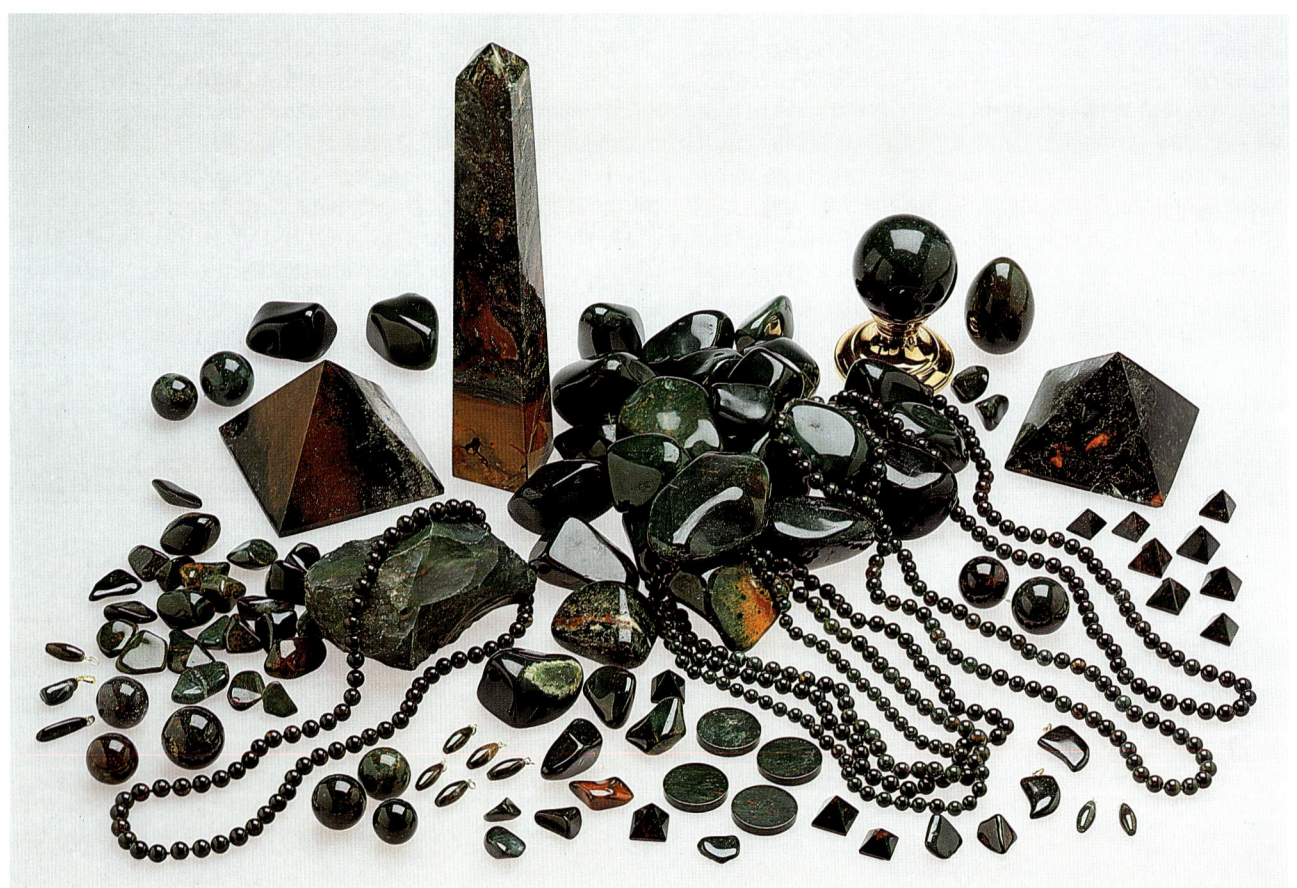

INDIGOLITH
ORDNUNG

Gruppe: Turmalin
Ritzhärte: 7 - 7,5
Elemente und Verbindungen:
Aluminium - Borat - Silicat
mit Natrium-, Lithium-, Kaliumspuren
Farben: hellblau, grünblau bis dunkelblau, durchsichtig bis durchscheinend
Fundorte: Schweden, Ural, USA, Brasilien, Namibia, Sri Lanka
Gesundheitsvorsorge und Förderung:
Hals, Haut, Hirnanhangdrüse, Hirnnerven, Kehlkopf, Kopf, Lunge, Muskeln, Nebenniere, Nervenzellen, Säure-Basen-Gleichgewicht, Schilddrüse, Sinnesorgane, Stirnhöhlen, Tränendrüse, Wasserhaushalt, Zentralnervensystem
– vielseitige Ausdrucksweise, Denkimpulse, Entspannung, Fähigkeiten akzeptieren, Fortbewegung, Geschicklichkeit, Klarheit, Ordnungsliebe, Lebensfrische, mentale Entwicklung, Schlaf, sich und andere annehmen, Spontanität, Umsetzungsvermögen, Vorstellungskraft
Hinweise: die Farben der Turmaline entsprechen der Vielfalt des Lebens. Als mehrfarbige Stäbe sind sie sehr wertvoll und wegen ihrer Schönheit und Einzig-

artigkeit sehr begehrt – Regenbogen-Turmaline sind Jahrzehnte-Funde
Bild 144 / Kapitel 19, 25, 96, 129

JADE
PARTNERSCHAFT

Ritzhärte: 6,5 - 7
Elemente und Verbindungen:
Calcium - Magnesium - Eisen - Silicat
mit Chromspuren, teils grosse Kristallwasseranteile
Farben: grün, milchiggrün bis zartviolett, rötlichgelb, grünweiss, gelblich, undurchsichtig bis durchscheinend
Fundorte: Australien, China, Kanada, Mexiko, Brasilien
Gesundheitsvorsorge und Förderung:
Atlas, Blase, Gehirnnerven, Harnleiter, Herz, Immunsystem, Magenschleimhaut, Nebenschilddrüse, Nieren, Schilddrüse, Speiseröhre, Thymusdrüse
– Bescheidenheit, Einklang, Erholung, Familie, Frieden, Geburt, Gerechtigkeit, Grossherzigkeit, Harmonie, Intuition, Liebe, Mut, Ruhe, Schlaf, Weisheit
Hinweise: die Farbillustration im Buch zeigt ausschliesslich Burma-Jade. Der im

Handel erhältliche Nephrit ist eine Serpentin-Varietät und wird auch unter dem Namen Jade angeboten. Seine Elemente und Verbindungen sind Calcium-Magnesium-Eisen-Silicat mit Chromspuren, teils grosse Kristall-Wasseranteile eingebunden
Bild 66 / Kapitel 19, 25, 96, 123, 129, 147

KARNEOL
VITALITÄT

Gruppe: Quarz
Ritzhärte: 6,5 - 7
Elemente und Verbindungen:
Silicium - Dioxid mit Chrom-, Mangan-, Zink-, Eisen-, teils Schwefel-, Aluminium-, Magnesium-, Phosphorspuren
Farben: braun, braunorange, orange bis zum feurigen orangerot, durchscheinend
Fundorte: Indien, Madagaskar, Namibia, Brasilien, Uruguay
Gesundheitsvorsorge und Förderung:
Blutzuckerspiegel, Durchblutung, Fortpflanzungsorgane, Gelenke, Immunsystem, Keimdrüsen, Mandeln, Milz, Nebenniere, Stoffwechsel, Verdauung, weiblicher Zyklus
– Aktivität, Ausdauer, Beweglichkeit, Blüten-

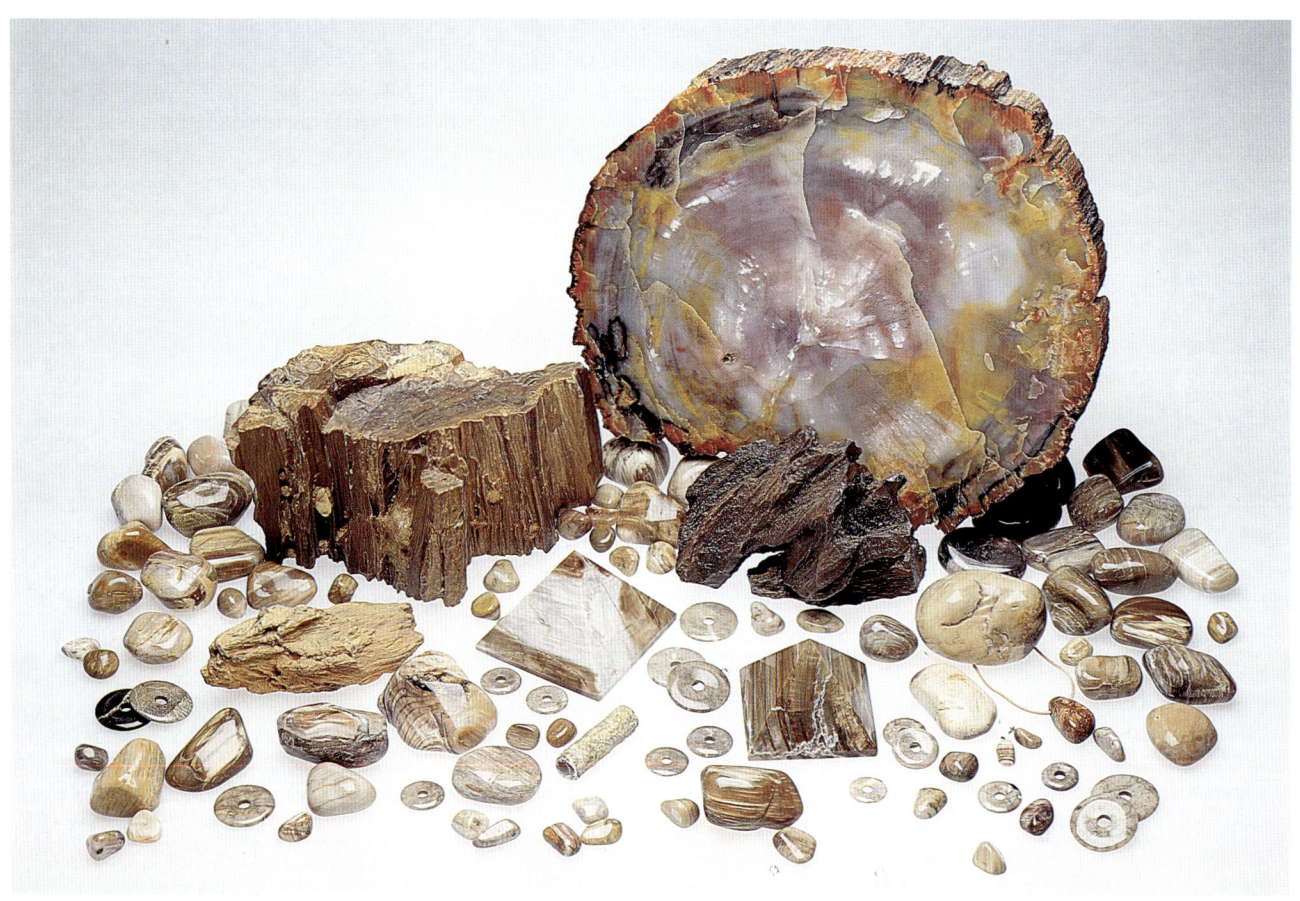

pollen, Erotik, Familiensinn, Freude, Fruchtbarkeit, gefühlsvoll, Körperbewusstsein, Gewohnheit, Reaktionsfähigkeit, Risikofreude, Sport, Strasse, Verkehr, Wahrnehmungsfähigkeit, Widerstandskraft
Hinweise: dieser Name stammt von der Farbe der Kornelkirsche. Durch Sonnenbestrahlung verbessern die Inder die Farben der Brauntöne hin zum feurigen orangerot
Bild 68 / Kapitel 19, 25, 96, 123, 129, 147

LABRADORIT
REFLEXION

Gruppe: Feldspat
Härte: 6 - 6,5
Elemente und Verbindungen:
Natrium - Calcium - Aluminium - Silicat mit Fluor-, Zink-, Chrom-, Schwefel-, Eisenspuren
Farben: graublau-, graugrün-, grauorange mit fluoreszierendem Farbenspiel, undurchsichtig
Fundorte: Mexiko, Ukraine, USA, Madagaskar, Kanada, Finnland
Gesundheitsvorsorge und Förderung:
Bauchspeicheldrüse, Hals, Hypothalamus,

Kopf, Stoffwechsel, Zähne
– Belastbarkeit, Freisein, geistige Reife, Gedankengang, Gegenwartsbewusstsein, Geschmeidigkeit, Konfrontationsfähigkeit, Leistungsfähigkeit, Nervenstärke, Risikofreude, Schutzfunktion, Selbstbewusstsein, Vertiefung des Vertrauens
Bild 70 / Kapitel 19, 25, 96, 129, 147

LANDSCHAFTS-JASPIS
WOHLBEFINDEN

Gruppe: Quarz
Ritzhärte: 6,5 - 7
Elemente und Verbindungen:
Silicium - Dioxid mit Schwefel-, Eisen-, Phosphorspuren
Farben: graubraun bis bräunlich, gelbbraun bis braun, wellenartige Strukturen, landschaftsmässige Zeichnungen, undurchsichtig
Fundorte: Südafrika, Sambia, Namibia, Zimbabwe
Gesundheitsvorsorge und Förderung:
Blutkreislauf, Einfühlungsvermögen, Gallenblase, Herz, Knochenaufbau, Leber, Magen, Muskeln, Verdauungsorgane,

Zellen, Zentralnervensystem
– Erholung, Ferne, Gleichgewicht, Loslassen, Sammlung, Träume, Verständnisbereitschaft
Hinweise: im Handel auch unter dem Namen Bildjaspis bekannt
Bild 72 / Kapitel 19, 25, 96, 129, 147

LAPISLAZULI
UR-VERTRAUEN

Ritzhärte: 5 - 6
Elemente und Verbindungen:
Natrium - Aluminium - Kalium - Silicat mit Calcium-, Eisen-, Magnesium-, Schwefel-, teils Zink-, Kobaltspuren
Farben: königsblau bis grünlichblau, hellblau, dunkelblau, indigo, teils goldfarbige Einschlüsse, undurchsichtig
Fundorte: Chile, Afghanistan, Burma, Sibirien – dort ist das Muttergestein dolomitischer Marmor
Gesundheitsvorsorge und Förderung:
Blut, Gelenke, Grosshirn, Haare, Hals, Haut, Hypophyse, Kehlkopf, Kopf, Lymphsystem, Mandeln, Muskeln, Ohrspeicheldrüsen, Schilddrüse, Schläfen, Speiseröhre, Stirn, Solar Plexus

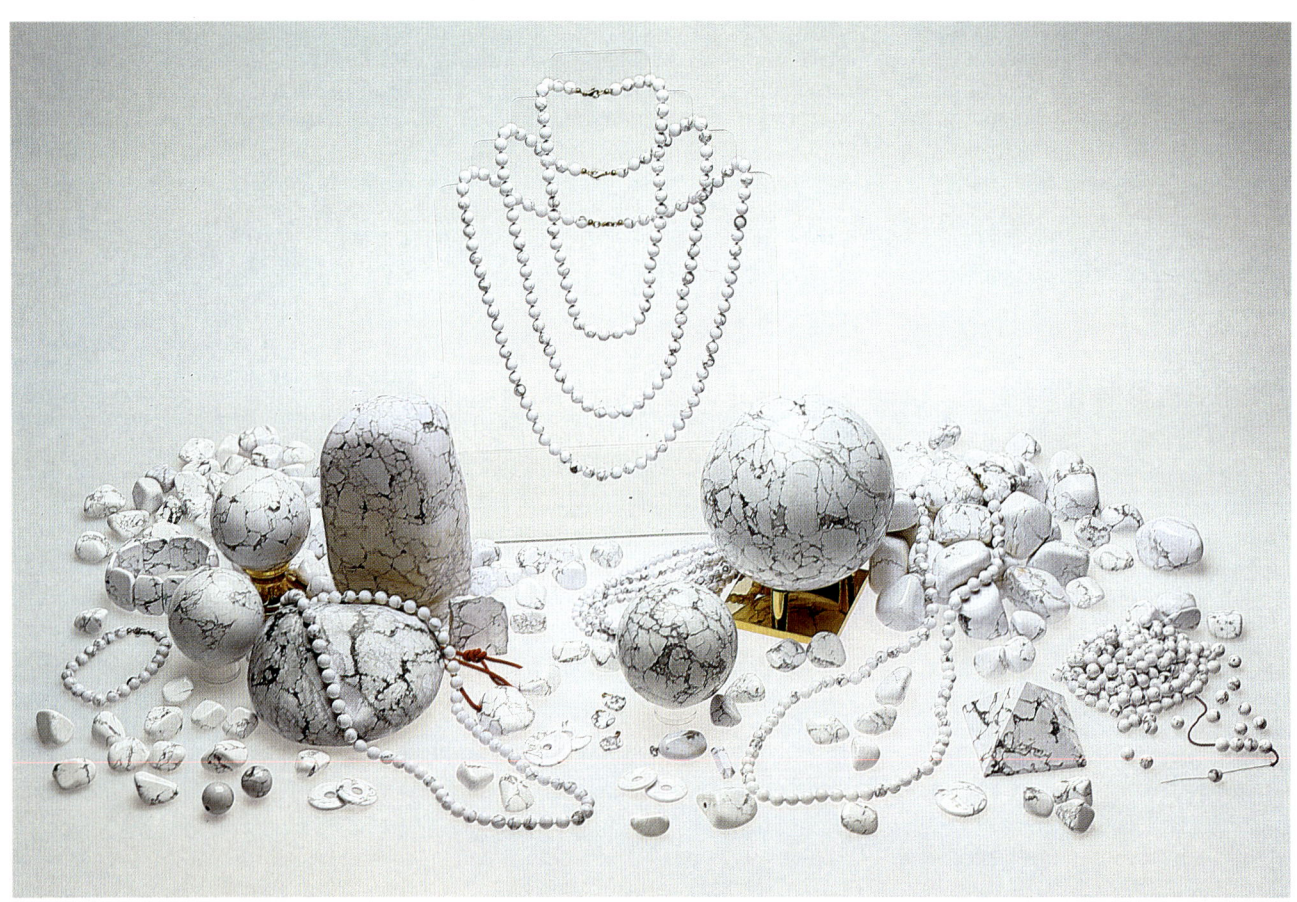

– Entspannung, geistige Reinigung, Gott-vertrauen, Güte, innere Disziplin, Inspiration, Klarheit, Meditation, Mondvertrautheit, Schlaf, Stärke, Ur-Verbundenheit, Vitalität, wahre Freundschaft, Weisheit
Hinweise: Farbpulver sind sehr teuer. Heiliger Stein der Ägypter. Grautönung durch zuviel Pyrit
Bild 74 / Kapitel 19, 25, 96, 117, 123, 129

LARIMAR
VERTRÄUMTHEIT

Ritzhärte: 3 - 4
Elemente und Verbindungen:
Calcium - Natrium - Silicat mit Mangan-, Schwefel-, Chrom- und Eisenspuren
Farben: weissbläulich, hellgrünbläulich, hellbraungelblich, türkis, undurchsichtig bis leicht durchscheinend
Fundorte: Dominikanische Republik
Gesundheitsvorsorge und Förderung:
Brustwirbel, Haare, Herz, Kehlkopf, Muskeln, Nägel, Nervensystem, Säure-Basen-Haushalt, Zwerchfell
– Abenteuer, Aufgeschlossenheit, Aufmerksamkeit, Freundschaft, Kontaktfähigkeit, Phantasie, Romantik, Unternehmungslust
Bild 76 / Kapitel 19, 25, 96

LEOPARDEN-JASPIS
VERSPIELTHEIT

Gruppe: Quarz
Ritzhärte: 6,5 - 7
Elemente und Verbindungen:
Silicium - Dioxid mit Zink-, Eisen-, Schwefelspuren
Farben: schwarz, rot, weiss, gelb, rosa, grau, erdbraun, gesprenkelt, kreisartige Zeichnungen, undurchsichtig
Fundorte: Sudan, Australien, Südafrika, Brasilien
Gesundheitsvorsorge und Förderung:
Bauchregion, Blase, Dickdarm, Dünndarm, Harnröhre, Nervensystem, Säure-Basen-Haushalt, Thymusdrüse
– Blütenpollen, Entwicklung, Freude, Geschicklichkeit, Kreativität, Natürlichkeit, Offenheit, Spontanität, Verdauung, Zugänglichkeit, Zuneigung
Bild 78 / Kapitel 19, 25, 96, 117, 129, 147

MAHAGONI-OBSIDIAN
VERSCHMELZUNG

Gruppe: Obsidian
Ritzhärte: 3 - 7
Elemente und Verbindungen:
amorphes, kieselsäurereiches, vulkanisches Gesteinsglas mit grösseren Anteilen von Mangan-, Eisen-, teils Kaliumspuren
Farben: mahagonibraun, schwarz gefleckt, undurchsichtig
Fundorte: Mexiko, USA, Japan
Gesundheitsvorsorge und Förderung:
Blase, Darmmuskulatur, Gelenke, Harnleiter, Harnröhre, Milz, Skelett, Stoffwechsel, Verdauungssystem
– Fuss- und Handchakras, Gemütlichkeit, innere Wärme, Stehvermögen, Verarbeitung von Geschehenem, Zuneigung, zwischenmenschliches Vertrauen
Hinweise: die mahagoniähnliche Farbe verleiht ihm den Namen. Er zeigt den Weg in die Tiefen des Unfassbaren
Bild 88 / Kapitel 19, 25, 96, 117, 123

JADE - PARTNERSCHAFT

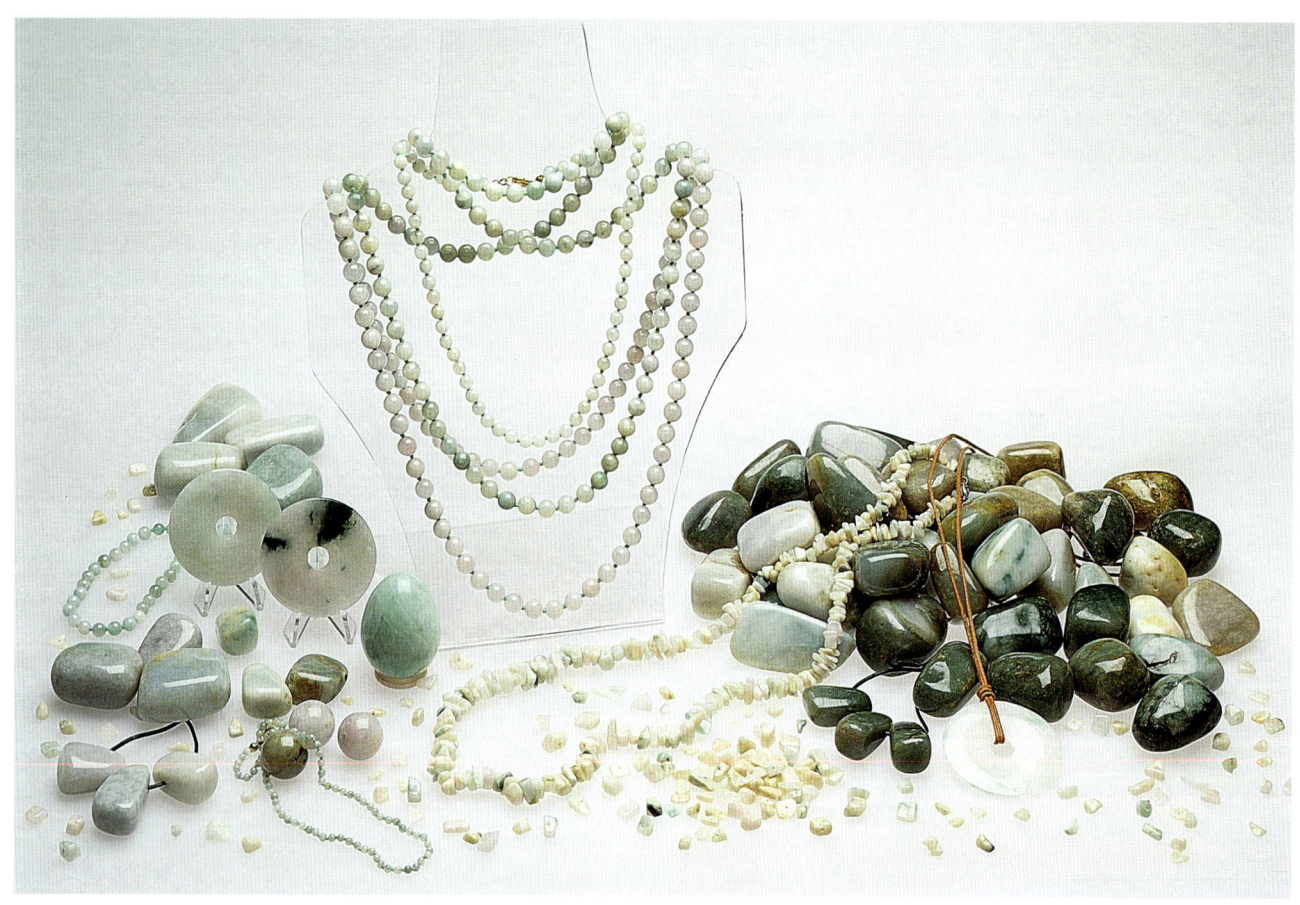

MALACHIT
SELBSTBEGEGNUNG

Ritzhärte: 3,5 - 4
Elemente und Verbindungen:
Kupfer - Carbonat mit Chrom-, Zink-, Calciumspuren
Farbe: hellgrün, grün bis grünschwarz, durchzogen mit Wellenmustern und interessanten Zeichnungen von Kreisen, Blumenmuster, Augen und Spiralen, undurchsichtig
Fundorte: Zaire, Sambia, Arizona, Chile, Australien, Ural
Gesundheitsvorsorge und Förderung:
Augen, Atmungsorgane, Bänder, Bandscheiben, Gehirn, Gelenke, Herz, Knorpel, Kreislauf, Nasennebenhöhlen, Nervengewebe, Sehnen, Zähne, Zwerchfell, weiblicher Zyklus
– Beweglichkeit, Entgiftung, Gedankenverstärkung, geistiges Wachsen, Herzensqualitäten, Konfrontationsfähigkeit, Koordination, Reinigung, Verständnis
Hinweise: empfindsam gegen heisse Bäder, Säuren und Hitze. Wird auch schon synthetisch hergestellt
Bild 80 / Kapitel 19, 25, 96, 129, 147

MANGAN-CALCIT
SANFTHEIT

Gruppe: Kalkspat
Ritzhärte: 3
Elemente und Verbindungen:
Calcium - Carbonat mit Mangan-, Eisen-, Zink-, Schwefelspuren
Farben: rostrot, rosa, rosaweiss, teils mit grauschwarzen Adern durchzogen, undurchsichtig bis durchscheinend
Fundorte: Mexiko, Peru, USA
Gesundheitsvorsorge und Förderung:
Bindegewebe, Drüsen, Herz, Knochenmark, Muskulatur, Zellen
– Annahme, Ausdruck, Geduld, Gleichgewicht, Grossherzigkeit, Liebesfähigkeit, Schwangerschaft, freudige Stillzeit, Unbeschwertheit, Zärtlichkeit
Bild 34 / Kapitel 19, 25, 96, 129

MILCH-OPAL
INSPIRATION

Gruppe: Quarz
Ritzhärte: 5,5 - 6,5 druck- und stossempfindlich
Elemente und Verbindungen:
wasserhaltiges Silicium - Dioxid mit Mangan-, Calcium-, Fluor-, teils Aluminium-, Magnesium-, Schwefelspuren
Farben: milchigweiss bis gelbweiss oder blauweiss, durchscheinend matt bis glasig
Fundorte: Australien, Transbaikalien, USA, Brasilien
Gesundheitsvorsorge und Förderung:
Bindegewebe, Knochen, Lymphsystem, Stoffwechsel, Zellen
– künstlerische Begabung, Elastizität, Freundschaft, Gefühlsreichtum, Lebensfreude, Sensibilisierung, Transformation, Vitalität
Hinweise: Vorkommen in postvulkanischen, hydrothermalen Serpentiniten – selten – Dendritenopal mit Nestern aus dendritischem Manganoxid
Bild 92 / Kapitel 19, 25, 96, 129, 155

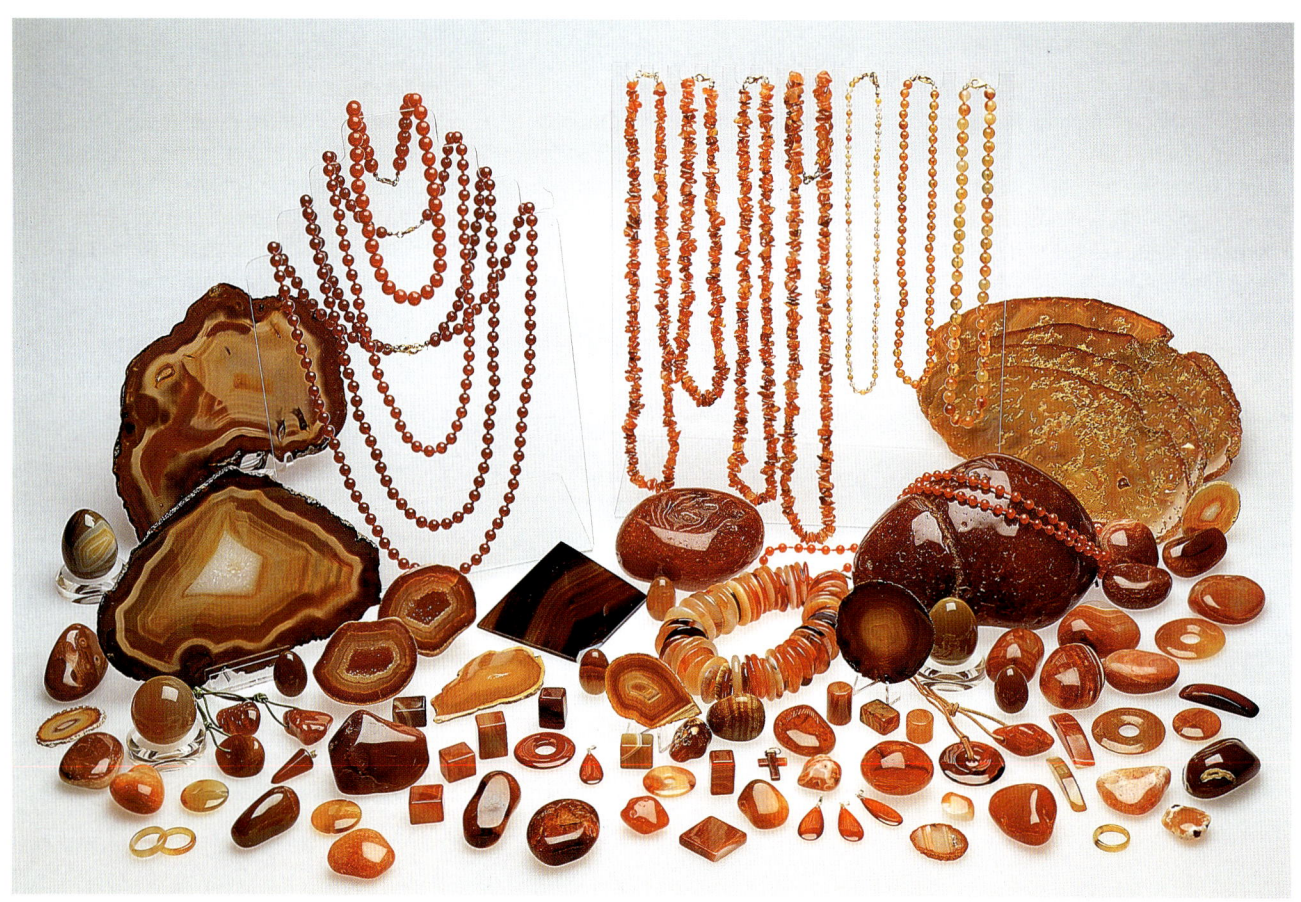

MONDSTEIN
WEIBLICHKEIT

Gruppe: Feldspat
Härte: 6 - 6,5
Elemente und Verbindungen:
Kalium - Aluminium - Silicat
mit Magnesium-, Calcium-, teils Manganspuren
Farben: milchigweiss, bläulichweiss,
silberweiss bis silbergrau, gelblich bis
orange leuchtend, opalisierender Mond-
schimmer, durchsichtig bis undurchsichtig
Fundorte: Australien, Sri Lanka, Indien,
USA, Madagaskar, Brasilien
Gesundheitsvorsorge und Förderung:
Beckenbereich, Eierstöcke, Geschlechtsorgane, Herzkranzgefässe, Hormone,
Hypophyse, Leisten, Lymphsystem, Mandeln, Muskulatur, Sinnesorgane,
weiblicher Zyklus
– auf die innere Stimme hören, emotionales Gleichgewicht, Feinfühligkeit, Fruchtbarkeit, Geburtsbegleiter, Gefühlsleben,
Gefühlsreichtum, Intuition, Liebesfähigkeit, Mutterfreuden, Persönlichkeitsentfaltung, Sensibilität, spirituelles Erwachen,
Traumverarbeitung, Verschmelzung

Bild 82 / Kapitel 19, 25, 96, 123, 129, 147

MOOKAIT
VERARBEITUNG

Gruppe: Quarz
Ritzhärte: 7 - 7,5
Elemente und Verbindungen:
Silicium - Dioxid mit Mangan-, Schwefel-,
Calcium-, Phosphor-, Eisenspuren
Farben: rostrot, gelbbraun, creme,
mokka, weiss durchzogen, undurch-
sichtig
Fundorte: Australien, Südafrika
Gesundheitsvorsorge und Förderung:
Beckenbereich, Bauchraum, Blase,
Gebärmutter, Keimdrüse, Nebennieren
– Anpassungsfähigkeit, Energiespeiche-
rung, Entspannung, Geborgenheit, Ge-
duld, Verantwortungsbewusstsein

Bild 84 / Kapitel 19, 25, 96, 129

MOOSACHAT
NATURLIEBE

Gruppe: Quarz
Ritzhärte: 6,5
Elemente und Verbindungen:
Silicium - Dioxid mit Chrom-, Calcium-,
Aluminium-, Magnesium-, teils Mangan-,
Zinkspuren
Farben: mit moosähnlichen grünen und
teilweise durch Oxidation roten bis braunen
Einlagerungen, farblos durchscheinend
Fundorte: Indien, China, USA
Gesundheitsvorsorge und Förderung:
Bindegewebe, Haut, Lungen, Lymphe,
Nervenzellen, Ohren, Samenleiter, Sauer-
stoffaufnahme, Scheide, Schleimhäute
– Beziehungsfähigkeit, Frieden mit sich
und der Natur – Blütenpollen / Heustaub,
Geschmeidigkeit, Herzensgüte, Liebe,
Liebesfähigkeit, miteinander teilen, Natur-
verbundenheit
Hinweise: „Stein des Gärtners" – för-
dert die Fähigkeit, mit Pflanzen umzuge-
hen und sie zu pflegen – grüner Daumen

Bild 86 / Kapitel 19, 25, 96, 129, 147, 151

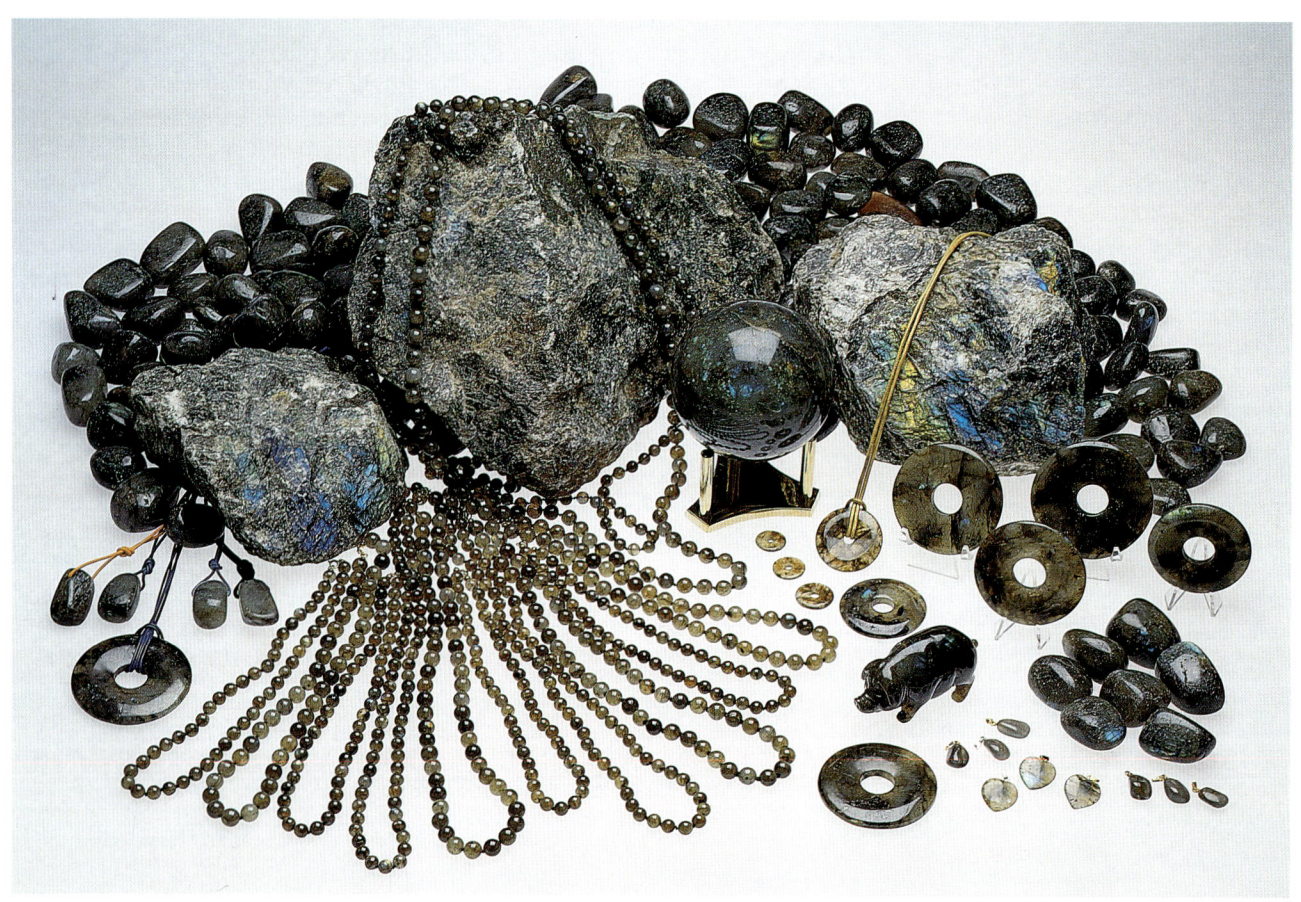

OBSIDIAN
INNENSCHAU

APACHENTRÄNE
MAHAGONI-OBSIDIAN
RAUCH-OBSIDIAN
REGENBOGEN-OBSIDIAN
SCHNEEFLOCKEN-OBSIDIAN
SEIDENGLANZ-OBSIDIAN
Bild 88

ONYX
UNBESTECHLICHKEIT

Gruppe: Quarz
Ritzhärte: 6 - 7
Elemente und Verbindungen:
Silicium - Dioxid mit Zinkspuren
Farben: schwarz, schwarzbraun mit
teils weissen Adern, undurchsichtig
Fundorte: Brasilien, Uruguay, Indien
Gesundheitsvorsorge und Förderung:
Bänder, Gelenke, Haare, Knochen, Knorpel,
Nägel, Ohren, Zellen

– Abgrenzungsfähigkeit, Distanz, Disziplin,
Konzentrationsfähigkeit, Schönheit, Selbst-
kontrolle, Selbstachtung
Hinweise: verläuft ohne genaue
Abgrenzung in Sard-Onyx bis Sarder
Bild 90 / Kapitel 19, 25, 96, 129, 147

OPAL
WAHRNEHMUNG

ANDEN-OPAL
BOULDER-OPAL
EDEL-OPAL
FEUER-OPAL
MILCH-OPAL
Bild 92

ORANGE-CALCIT
IMPULSGEBEND

Gruppe: Kalkspat
Ritzhärte: 3 spröde
Elemente und Verbindungen:
Calcium - Carbonat mit Eisen-, Schwefel-,
teils Mangan-, Magnesium-, Aluminium-
spuren
Farben: goldgelb, orangegelb, orange-
braun bis bräunlich, undurchsichtig bis
durchscheinend
Fundorte: Mexiko, Spanien, USA
Gesundheitsvorsorge und Förderung:
Brustwirbel, Dickdarm, Keimdrüsen,
Knochen, Magen, Nerven, Nieren, Neben-
nieren, Solar Plexus
– Auftrieb, Einverständnis, Frische, gesun-
der Schlaf, Kräftigung, Lust, Meditation,
Optimismus, Stillzeit, Weite
Hinweise: die Namen Gelb-, Gold-, Oran-
gen- und Honig-Calcit entsprechen der
jeweiligen Farbgebung. In seiner Farbenpracht erweckt er Schaffenslust und Kraft,
damit der Alltag Freude macht
Bild 34 / Kapitel 19, 25, 123, 129, 147

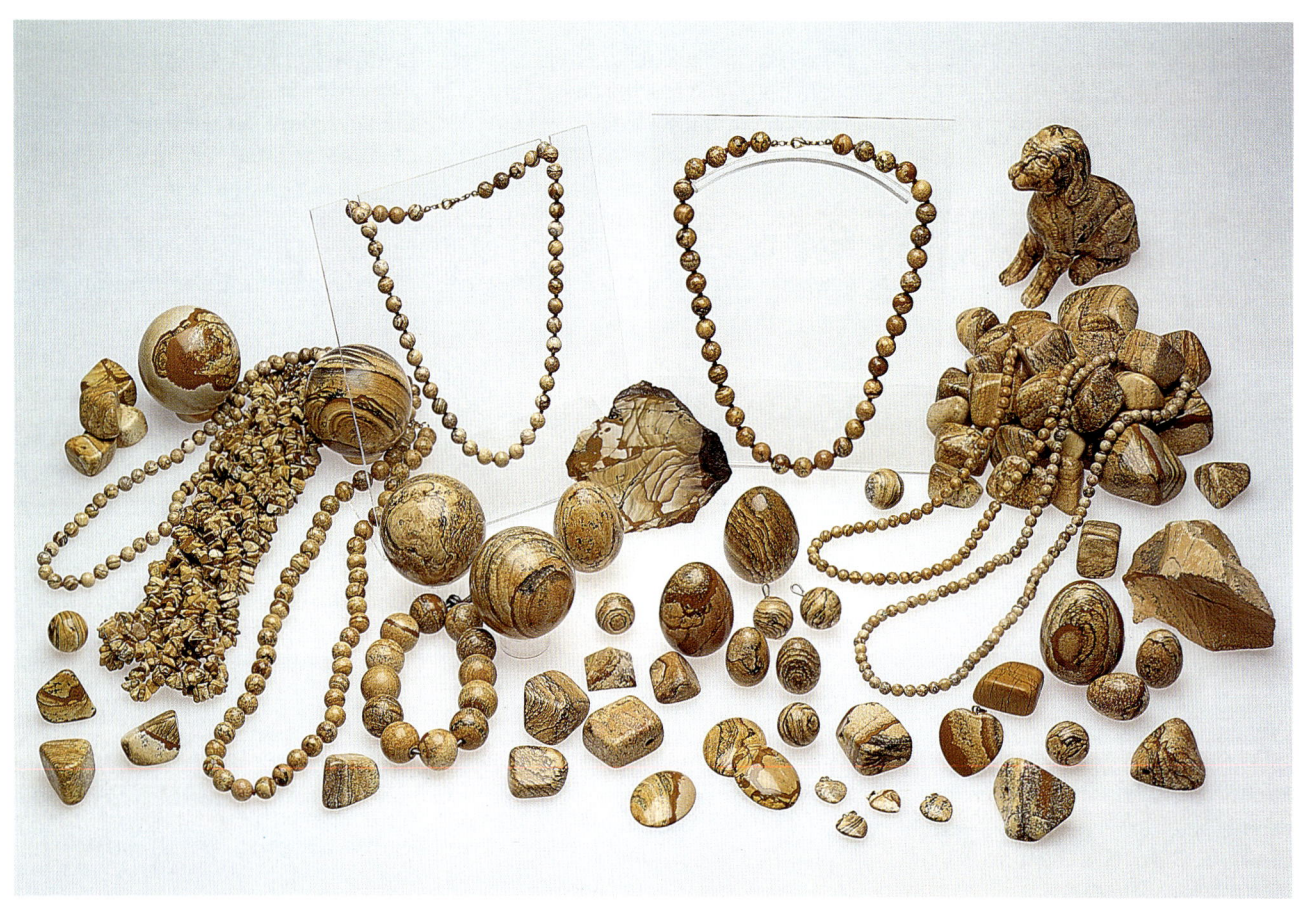

PERIDOT
AKZEPTANZ

Ritzhärte: 6,5 - 7
Elemente und Verbindungen:
Magnesium - Eisen - Silicat
mit Chrom-, Kupferspuren
Farben: gelbgrün, olivgrün, grünschwarz,
durchscheinend bis durchsichtig
Fundorte: Schweden, Frankreich, Ural,
USA, Australien, Brasilien, Burma,
Mexiko, Zaire
Gesundheitsvorsorge und Förderung:
Bronchien, Dickdarm, Galle, Gehirn,
Haut, Herz, Leber, Lunge, Nebennieren,
Nerven, Zwölffingerdarm
– akzeptieren der geistigen Wirklichkeit,
Berührung, Einfühlungsvermögen, Gewe-
beregeneration, Freude, Kompromissfähig-
keit, Kontakte, neue Lebenseinstellung,
Ordnung, Reinigung, Sensibilisierung,
Zusammenhänge erkennen
Hinweise: in Johanniskrautöl – oder
Mandelöl eingelegt wird für so mancher-
lei eingesetzt. An Händen und Füssen, ja
der ganzen Haut dies Kraft verleiht.
„Chrysolith" ist die gelbgrüne, durch-
sichtige Olivin-Varietät (Peridot)
Bild 94 / Kapitel 19, 25, 96, 123, 129, 147, 151

PYRIT
AKTIVITÄT

Ritzhärte: 6 - 6,5
Elemente und Verbindungen:
Eisen (II) - Sulfid (Schwefel-Eisenkies)
mit teils Nickel-, Kupfer-, Zink-, Gold-,
Silber-, Arsen-, Antimon-, Titanspuren
Farben: messinggelb, graugelb, gold-
gelb glänzend, undurchsichtig
Fundorte: Italien / Elba, Spanien, West-
afrika, Deutschland, Peru
Gesundheitsvorsorge und Förderung:
Bauchspeicheldrüse, Blinddarm, Darmflora, Gelenke, Haare, Haut, Immunsystem, Kehlkopf, Körpergewebe, Neben-
höhlen, Nervengewebe, Solar Plexus,
– Atmung, Auflösung, den inneren Gold-
schatz entdecken, Inspiration, Nacht-
ruhe, Selbstvertrauen, Traumrealisation,
Umdenkprozesse, Unabhängigkeit, Vital-
kraft, geistige Weiterentwicklung
Hinweise: Pyrit gr. = Feuer (beim An-
schlagen sprüht er Funken). Die Inkas
benutzten Pyrit als Spiegel. Ein ähnliches
Mineral heisst Markasit. Beim Kohlenab-
bau findet man im Schiefer (vorab in
Illinois USA) den Pyrit in Scheiben ge-
formt. Diese sogenannten Pyrit-Sonnen
eignen sich bestens zum Auflegen. Im
Bereich Solar Plexus, Unterleib bewirken
sie eine hervorragende Entspannung und
energetische Stärkung. An der Sonne er-
wärmt und auf die Bronchien gelegt fördern sie in unglaublicherweise den Atem-
durchfluss
Bild 116 / Kapitel 19, 25, 96, 129, 147, 155

RAUCHQUARZ
KLÄRUNG

Gruppe: Quarz
Ritzhärte: 7
Elemente und Verbindungen:
Silicium - Dioxid
Farben: hellgraubraun bis dunkel-
graubraun bis nahezu schwarz, durch-
sichtig bis durchscheinend,
Fundorte: Schweiz, Madagaskar, Italien,
Brasilien, USA, Ural
Gesundheitsvorsorge und Förderung:
Bindegewebe, Blase, Füsse, Hände, Harn-
leiter, Harnröhre, Nieren
– Annahme von Verantwortung, Entwöh-
nung, Herausforderung, Konzentration,
Reinigung, Selbstbewusstsein, Vorwärts-
schreiten, Zielausrichtung
Hinweise: „Morion" – dunkelbraun bis

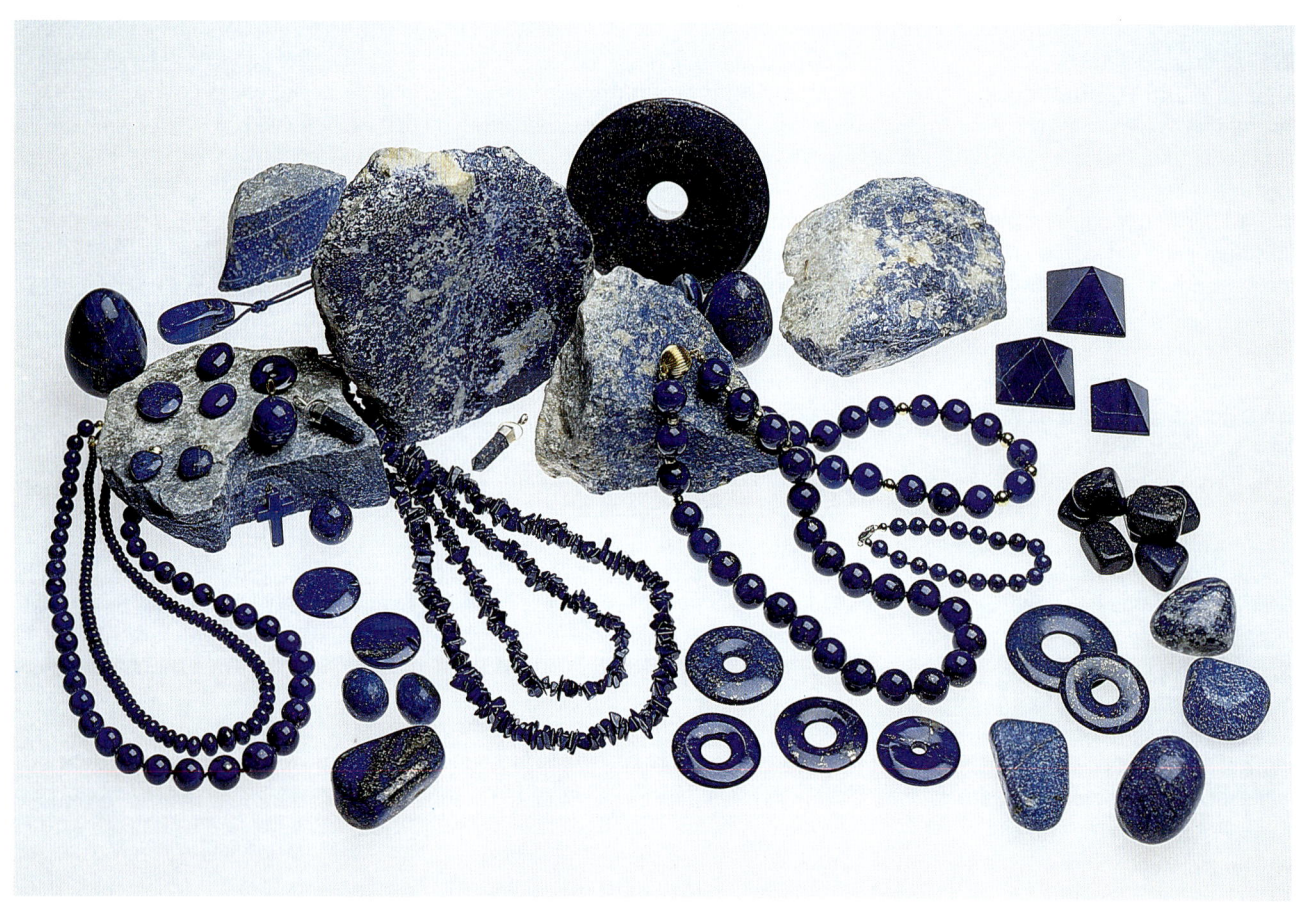

tiefschwarz, ist eine seltene Varietät des Rauchquarzes
Bild 118 / Kapitel 19, 25, 123, 129

Rauch-Obsidian
ERKENNTNIS
UND APACHENTRÄNE
EINSICHT

Gruppe: Obsidian
Ritzhärte: 3 - 7
Elemente und Verbindungen:
vulkanisches, amorphes, kieselsäurereiches Lavaglas mit hohem Zinkanteil
Farben: bräunlich, grünlich bis schwarz, dunkel schimmernd, milchig, halbdurchscheinend bis durchscheinend
Fundorte: USA, Mexiko
Gesundheitsvorsorge und Förderung:
Bauchspeicheldrüse, Blase, Eierstöcke, Eileiter, Gehirn, Immunsystem, Muskelgewebe, Ohren, Prostata, Sehnen,
– Aufklärung, Akzeptanz des Spirituellen, Einblick ins Unbewusste, Selbstbegegnung, Traumfähigkeit
Hinweise: Lavaglas stammt aus dem glühenden Innern der Erde. „Apachentränen" sind naturbelassene

Knollen. Fördern das Hellfühlen, -hören und -sehen. Nach altem Volksglauben sind diese Obsidian-Knollen dort zu finden, wo ein Indianer starb
Bild 88 / Kapitel 19, 25, 96, 129

Regenbogen-Obsidian
EINKLANG

Gruppe: Obsidian
Ritzhärte: 3 - 7
Elemente und Verbindungen:
in Schichten entstandenes vulkanisches, amorphes, kieselsäurereiches Gesteinsglas mit Eisen-, Mangan-, Zink-, Aluminiumspuren
Farben: schwarz, bei einfallendem Sonnenlicht teilweise Schimmereffekt, mit unterschiedlich starkem Farbspiel ähnlich dem Regenbogen, undurchsichtig
Fundorte: USA, Mexiko, Java
Gesundheitsvorsorge und Förderung:
Bauchspeicheldrüse, Blutaufbau, Gehirn, Haare, Knochen, Leber, Milz
– Persönlichkeitsausdruck, Seelenspiegel, Selbstreflexion, Meditation, Tiefe, Wandlung

Hinweise: stammt aus dem glühenden Innern der Erde
Bild 88 / Kapitel 25, 96, 129

Rhodochrosit
ZÄRTLICHKEIT
UND HONIG-RHODOCHROSIT
HERZLICHKEIT

Ritzhärte: 4 spröde
Elemente und Verbindungen:
Mangan - Carbonat mit Eisen-, Calcium-, Magnesium-, teils Schwefel-, Silber-, Goldspuren
Farben: hell bis dunkel rosa, lachsrosa, braunrot bis leuchtendes himbeerrot, mit weissen und teils grauen Adern durchzogen, zackig gestreift, undurchsichtig bis durchscheinend
Fundorte: Argentinien, USA, Ural, Tschechien, Südafrika
Gesundheitsvorsorge und Förderung:
Augen, Bandscheiben, Bauchspeicheldrüse, Gehirn, Geschlechtsorgane, Herz, Lunge, Nervenzellen, Ohren, Ohrspeicheldrüse, Schulter, Zwerchfell
– Aufblühen, Durchhalten, Fröhlichkeit, Gefühle weckend, Liebe, Neubeginn,

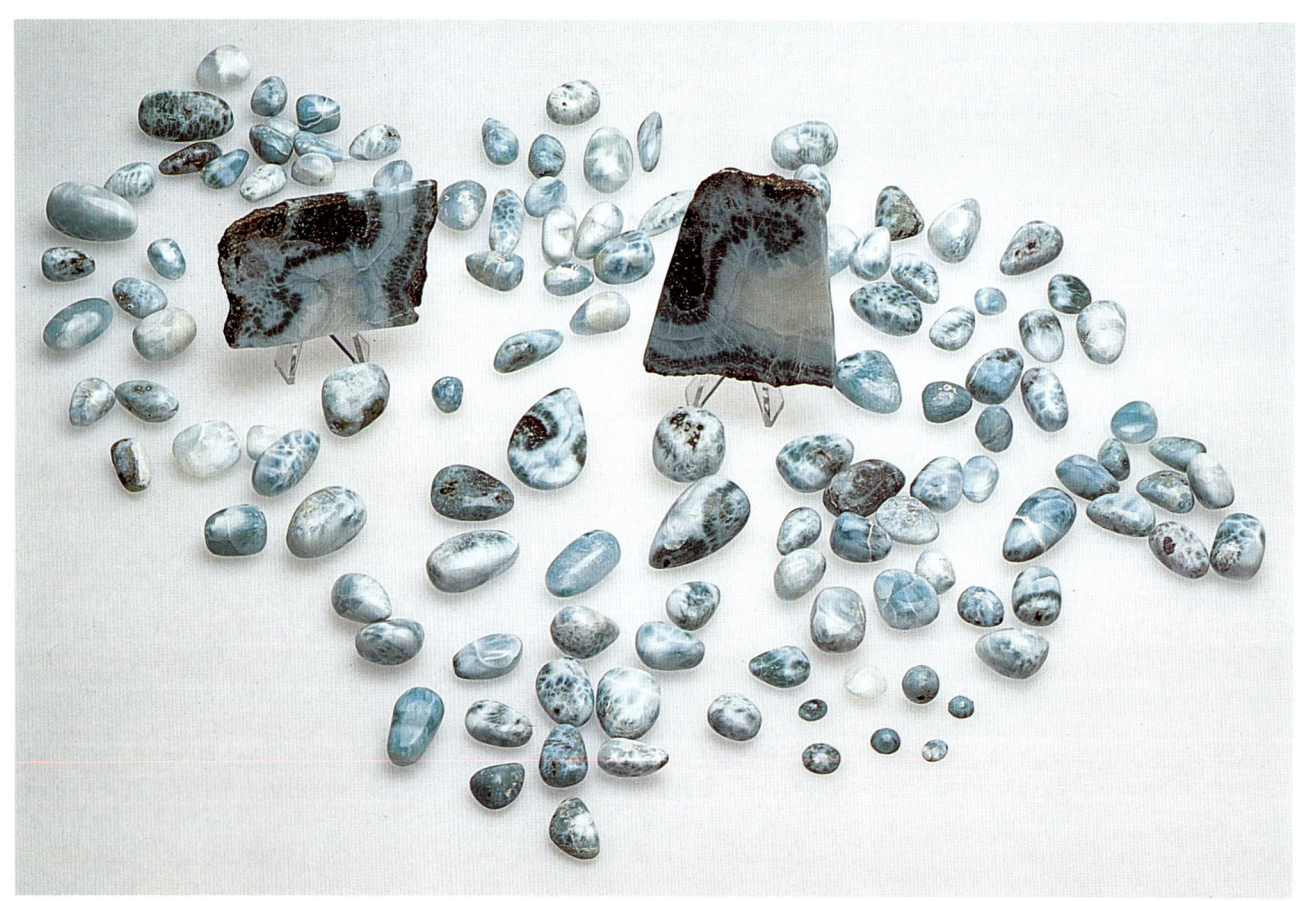

Offenheit, Auflösung, schöpferisches Denken, Seelentröster, Selbstvertrauen

Hinweise: auskristallisierter, himbeerroter, durchsichtiger Rhodochrosit ist sehr kostbar und am begehrtesten. Entwicklung ab dem 13. Jahrhundert in den alten Gold- und Silberminen der Inkas. Erst seit 1950 vorab in den USA im Handel

Bild 120 / Kapitel 19, 25, 96, 123, 129, 147, 151

RHODONIT
MUT

Ritzhärte: 5,5 - 6,5 spröde

Elemente und Verbindungen: Mangan (II) - Metasilicat mit Calcium-, Eisen-, teils Schwefel-, Zink-, Phosphorspuren

Farben: rötlichbraun, schwarzrötlich, gelbbräunlich, himbeerrot, teils durchzogen bis gefleckt mit schwarzen, matrixähnlichen Einlagerungen, undurchsichtig bis leicht durchscheinend

Fundorte: Kanada, Indien, Madagaskar, Mexiko, Südafrika, Schweden, Ural, Australien

Gesundheitsvorsorge und Förderung: Bronchien, Geschlechtsorgane, Herz,

Knochen, Knorpel, Kopf, Lungen, Nervenzellen, Zwerchfell

– Beruf, Entscheidungsfähigkeit, Entspannung, Erfolg, Freizeit, Freude, Freundschaft, Gefühlsbereich, Konfliktlösung, Neuanfang, Schule, Tapferkeit

Hinweise: der mutig macht, damit man's in der Prüfung schafft und dies mit Sinn und Arbeitskraft ebenso beruflich macht

Bild 122 / Kapitel 19, 25, 96, 117, 123, 129

RHYOLITH
FREUNDSCHAFT

Ritzhärte: 6,5 - 7

Elemente und Verbindungen: Silicium - Dioxid mit Schwefel-, Calcium-, teils Chrom-, Phosphor-, Manganspuren

Farben: olivgrün, dunkelgrün, grünbläulich, graubeige, teils rötlich, orange strukturiert, undurchsichtig bis leicht durchscheinend

Fundorte: Australien, Brasilien, Südafrika

Gesundheitsvorsorge und Förderung: Bandscheiben, Bauchspeicheldrüse, Blase, Dickdarm, Eileiter, Harnleiter, Harnröhre, Herz, Schleimhäute, Thymusdrüse,

Zwölffingerdarm

– Flexibilität, Einsicht, Entschlossenheit, Mitgefühl, Reiselust, Zusammenhalt

Hinweise: wird auch unter der Bezeichnung Regenwaldjaspis angeboten

Bild 28 / Kapitel 19, 25, 96, 129

ROSENQUARZ
LIEBE

Gruppe: Quarz

Ritzhärte: 7

Elemente und Verbindungen: Silicium - Dioxid mit Mangan-, Calcium-, Magnesiumspuren

Farben: kräftig rosa, blassrosa, durchscheinend bis durchsichtig

Fundorte: Brasilien, Madagaskar

Gesundheitsvorsorge und Förderung: Bauchspeicheldrüse, Blutgefässe, Dickdarm, Dünndarm, Haut, Herz, Leber, Thymusdrüse

– Allumfassende Liebe, Freundschaft, Geburtsbegleiter, Glücksgefühl, Nächstenliebe, Sanftheit, sich zu Hause fühlen, Schönheitssinn, Selbstvertrauen, Sicherheitsgefühl, Trost, Vergebung, Verständnis, Vertrautheit, Vertrauen, Wohlbefinden,

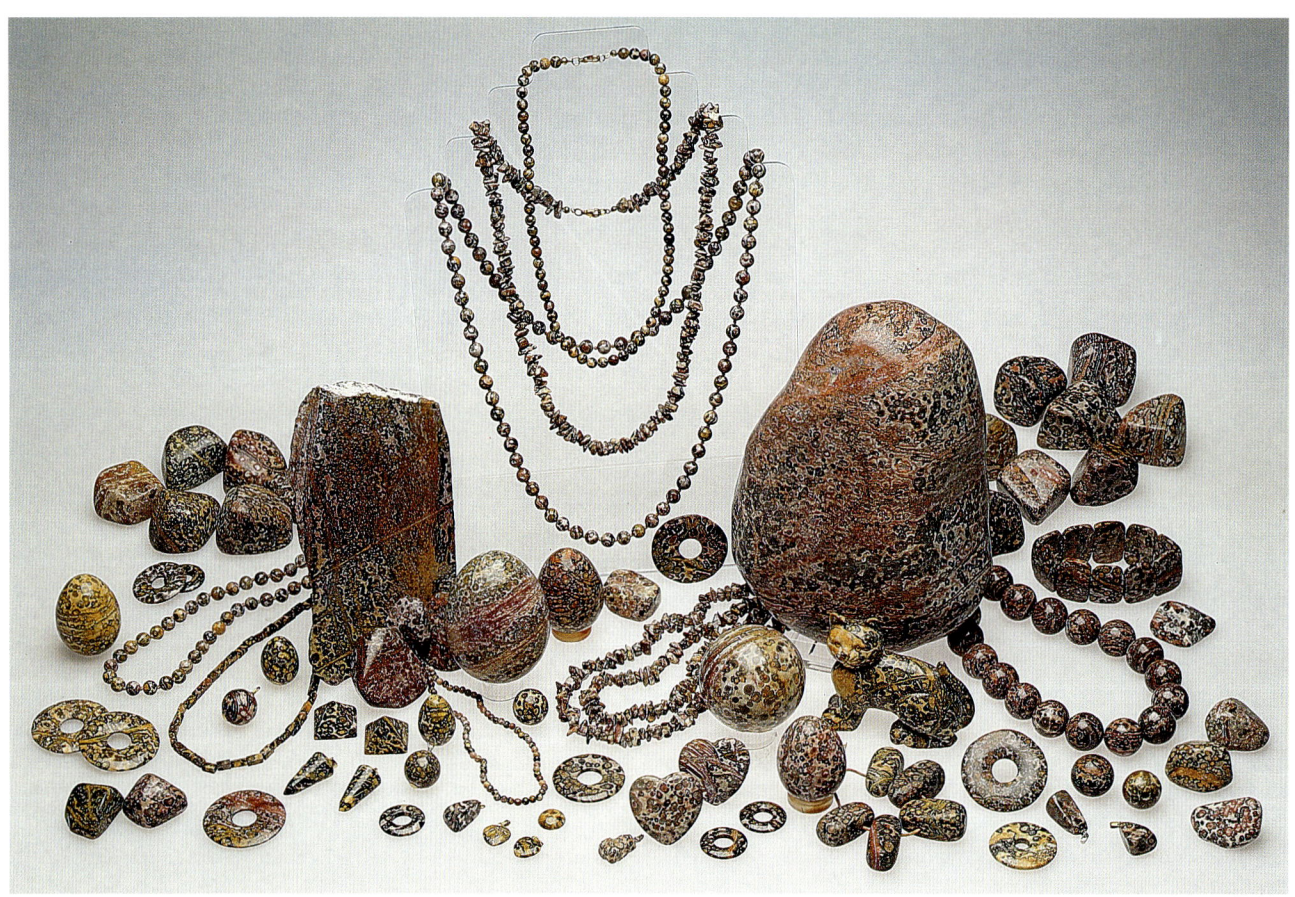

Wohlgefühl, Zärtlichkeit, Zuneigung
Hinweise: ab und zu kommen durch kleinste Spuren von Rutilnadeln bei Cabochonschliffen sechsstrahlige Sterne zum Vorschein.
Bild 124 / Kapitel 19, 25, 96, 117, 123, 129, 147, 151, 153

„Lavendelquarz" – Harmonie ist eine grosse Bereicherung dieser Zeit. In seinem sanften Violett wirkt er als Kugelkette, Trommelstein und Rohstein belebend auf Körper, Geist und Seele
Bild 124 / Kapitel 19, 22, 117, 123, 129, 153

ROTER CALCIT
ELASTIZITÄT

Gruppe: Kalkspat
Ritzhärte: 3 spröde
Elemente und Verbindungen:
Calcium - Carbonat mit Eisen-, Mangan, Magnesium-, Zinkspuren
Farben: rostrot, braunrötlich, trüb, durchscheinend, geschichtet
Fundorte: Deutschland, Österreich, Spanien, Namibia, USA, Mexiko
Gesundheitsvorsorge und Förderung:
Blase, Bänder, Blutbahnen, Harnblase,

Harnröhre, Harnleiter, Knorpel, Kreuzbein, Mastdarm, Prostata
– Auflösen, Erfolg, Friedfertigkeit, Lösen, Regulierung, Selbstvertrauen
Hinweise: sein Rostrot verleiht ihm fast den Namen Eisencalcit. Sehr viel Kristallwasser eingebunden
Bild 34 / Kapitel 25, 96, 123, 129, 147

ROTER JASPIS
VERBUNDENHEIT

Gruppe: Quarz
Ritzhärte: 6,5 - 7
Elemente und Verbindungen:
Silicium - Dioxid
mit Eisen-, Manganspuren
Farben: braunrot, ziegelrot, rostrot, erdfarben, gestreift, undurchsichtig
Fundorte: Südafrika, Indien, Australien, Ural, Frankreich, USA, Ostdeutschland, Madagaskar
Gesundheitsvorsorge und Förderung:
Beckenbereich, Blase, Darm, Gebärmutter, Geschlechtsorgane, Ischiasnerv, Knochen, Prostata, Rücken
– Begleiter auf Reisen, Festigkeit, Geburt, Geduld, Gegenwarts-Interesse, Mitgefühl,

Schwangerschaft, Sexualität, Willenskraft
Hinweise: sein griechischer Name bedeutet soviel wie gesprenkelt. Vorkommen als Spaltenfüllung oder Knollen. Jaspis wird die Mutter aller Steine genannt
Bild 126 / Kapitel 19, 25, 123, 129, 147, 151

ROTES TIGERAUGE
AUSDAUER

Gruppe: Quarz
Ritzhärte: 5 - 6
Elemente und Verbindungen:
Silicium - Dioxid mit grossem Eisenanteil, Zink-, Manganspuren
Farben: rostrot, schwarzbraun, gebändert, undurchsichtig
Fundorte: Australien, Brasilien, Südafrika
Gesundheitsvorsorge und Förderung:
Bandscheiben, Blase, Blut, Blutkreislauf, Bronchien, Darm, Darmmuskulatur, Lungen, Nieren, Steissbein
– Beweglichkeit, kraftvolles Handeln, Kreativität, Lebensantrieb, Prüfungen, Seriosität, Tapferkeit, Tradition, Wärmespeicher
Bild 52 / Kapitel 19, 25, 96

MALACHIT — SELBSTBEGEGNUNG

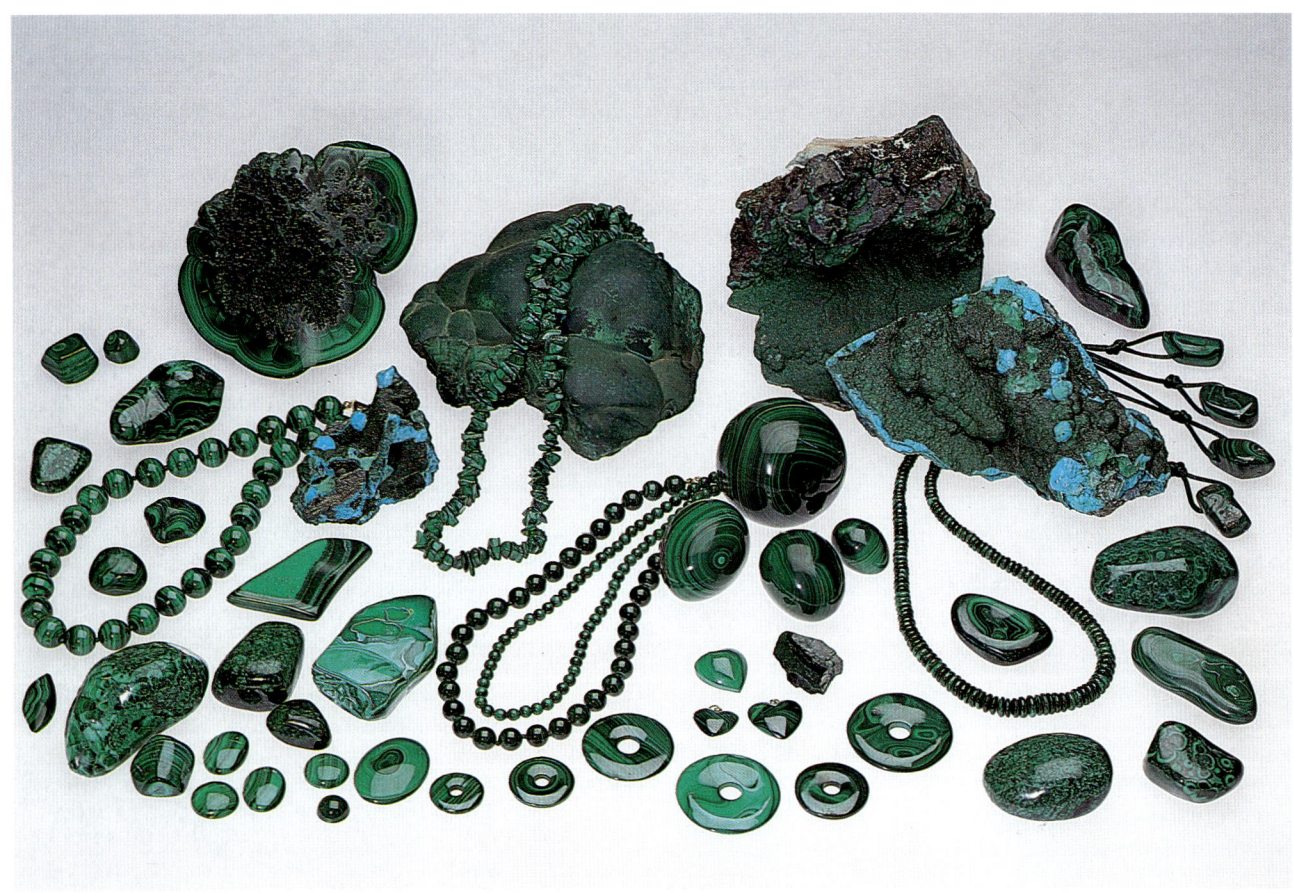

RUBELLIT
HINGEBUNG

Gruppe: Turmalin
Ritzhärte: 7 - 7,5
Elemente und Verbindungen:
Aluminium - Borat - Silicat mit Mangan-, Eisen-, Lithium-, Calcium-, Magnesiumspuren
Farben: rosa bis rot, rotviolett, durchsichtig bis durchscheinend
Fundorte: Brasilien, Sri Lanka, Madagaskar, Mozambique
Gesundheitsvorsorge und Förderung:
Blut, Herz, Hypophyse, Hypothalamus, Immunsystem, Muskulatur, Nebennieren, Sexualorgane, Sinnesorgane, Wasserhaushalt, Zirbeldrüse
– Freizeit, Freude, Geniessen, Harmonie, Herzenswärme, Lebensbegeisterung, Loslassen, Miteinander, phantasievolle Gedanken, Schwung, Selbstliebe, Sinnlichkeit, Sport, Versöhnung, Verzeihen
Hinweise: einfarbige Turmaline werden nur in geringen Mengen gefunden und sind deshalb sehr wertvoll
Bild 144 / Kapitel 19, 25, 96, 129

RUBIN
SELBSTBEWUSSTSEIN

Gruppe: Korund
Ritzhärte: 9
Elemente und Verbindungen:
Aluminium-Oxid mit Chrom-, Eisen-, Mangan-, Calcium-, Phosphor-, Schwefel-, teils Selen-, Zinkspuren
Farben: rot, hellrot, himbeerrot, braunrot, purpurrot, durchscheinend bis undurchsichtig
Fundort: Indien, Burma, Sri Lanka, Kambodscha, China, Kenia, Thailand, Madagaskar, Brasilien
Gesundheitsvorsorge und Förderung:
Augen, Blutkreislauf, Geschlechtsorgane, Herz, Immunsystem, Nase, Ohren, Steissbein, Thymusdrüse, Venen
– Dynamik, Entscheidungsfähigkeit, Führungsqualität, Geben und Empfangen, Harmonie, Lebenskraft, Leidenschaft, Leistungsfähigkeit, Liebe, Mitgefühl, Mut, Schutzgefühl, Selbstachtung, Tapferkeit, Wahrnehmen, Zuneigung
Hinweise: Rubin mit reinem Rot und einem Stich ins Bläuliche ist am begehrtesten. Ganz reine Qualität, sehr teuer und selten
Kapitel 7, 19, 25, 96, 123, 129

RUTILQUARZ
ERFOLG

Gruppe: Quarz
Ritzhärte: 6 - 6,5
Elemente und Verbindungen:
Titan - Oxid mit Titan-, Kupfer-, Goldnadeln, teils Calciumspuren
Farben: schwarze, silberne, gelbliche, braune, goldene bis rötliche, rosa, nadelartige Einlagerungen, durchscheinend bis undurchsichtig
Fundorte: Schweiz, Österreich, Brasilien, Frankreich, Norwegen, USA
Gesundheitsvorsorge und Förderung:
Abwehrsystem, Bronchien, Haare, Luftröhre, Lunge, Magen, Nervenzellen, Sonnengeflecht, Zwerchfell
– Atmung, Aufarbeitung, Blütenpollen, wertvolle Begegnungen, Charakterstärke, Familie, Freiheit, Heustaub, Geschäftsleben, Mut, Schule, Selbstbewusstsein, Traumerinnerungsvermögen, Vergangenheitsauflösung, Zusammenarbeit
Bild 128 / Kapitel 19, 25, 96, 117, 123, 129

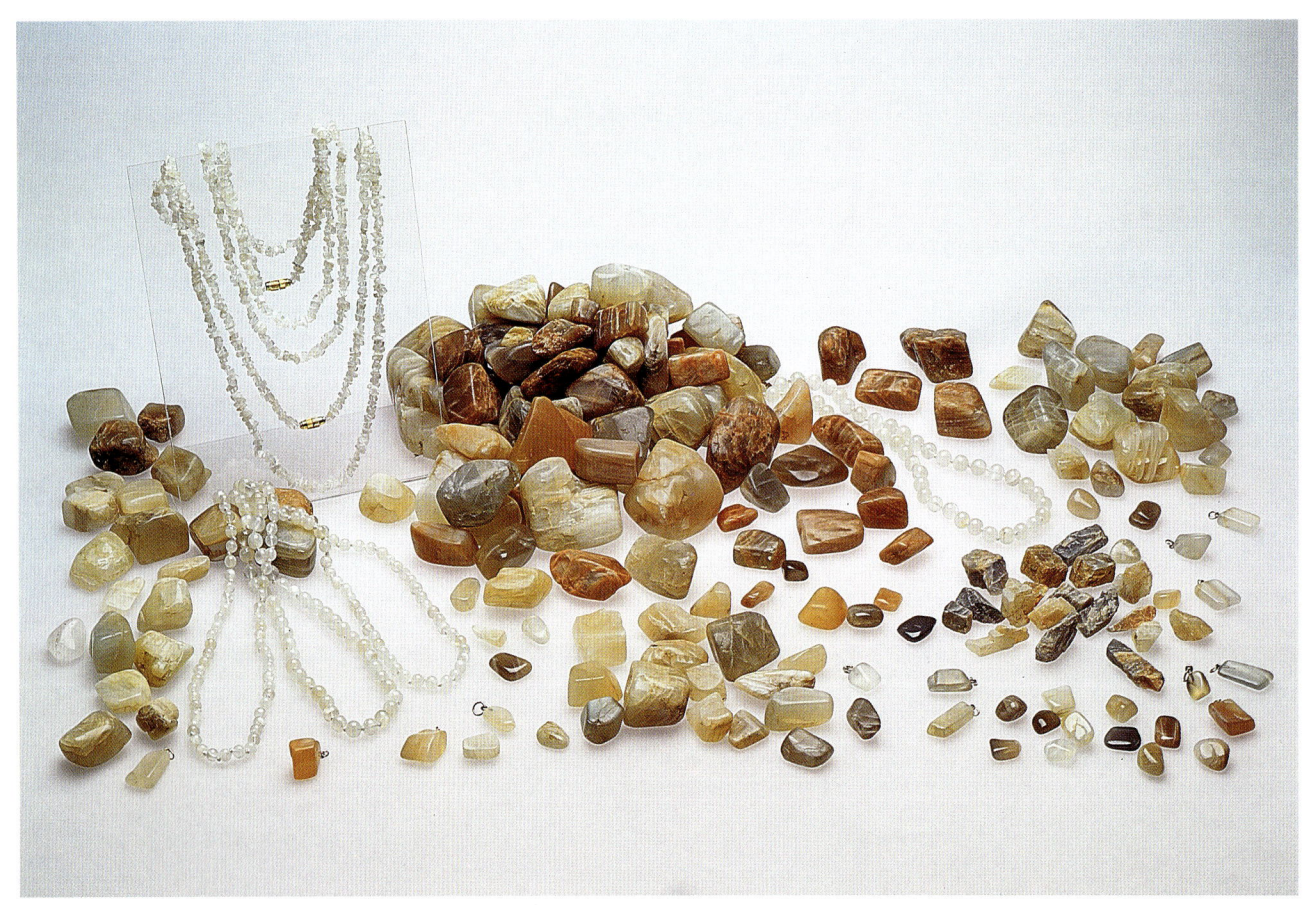

SAPHIR
TREUE

Gruppe: Korund
Ritzhärte: 9
Elemente und Verbindungen:
Aluminium-Oxid mit Eisen-, Titan-, Chrom-, Kobalt-, Silicium-, Mangan-, Schwefel-, teils Vanadiumspuren
Farben: blau-hellblau, rosa, gelb, grün, violett, durchsichtig bis undurchsichtig
Fundorte: Tansania, China, Thailand, Burma, Sri Lanka, Indien, Nigeria
Gesundheitsvorsorge und Förderung:
Augen, Herz, Hirnanhangdrüse, Hirnstamm, Kehlkopf, Luftröhre, Lunge, Schleimhäute, Stirnhöhlen
– Blütenpollen, Einsichtigkeit, Friedfertigkeit, Gebet, Gemütsruhe, Harmonie, Hingebung, innerer Frieden, Liebe, Persönlichkeitsentfaltung, Schlaf, geistige Weiterentwicklung, Zielverwirklichung
Hinweise: Muttergestein Marmor, Basalt, Pegmatit Sternsaphir enthält eingelagerte Rutilnadeln, die in grösserer Menge den Katzenaugeneffekt oder den sechsstrahligen Stern erzeugen. Schwarzer Sternsaphir im Handel sehr selten. "Padparadscha" wird der orangegelbe Saphir genannt
Kapitel 7, 19, 25, 96, 117, 123, 129

SARDER
GERECHTIGKEIT

Gruppe: Quarz
Ritzhärte: 6 - 7
Elemente und Verbindungen:
Silicium - Dioxid mit Calcium-, Zink-, Eisen-, Mangan-, Magnesium-, Aluminiumspuren
Farben: braun, braunorange bis rotbraun, dunkelbraun, mit weiss bis milchig gebändert, durchscheinend
Fundorte: Ural, Südafrika
Gesundheitsvorsorge und Förderung:
Atmung, Blut, Dickdarm, Dünndarm, Galle, Knochen, Leber, Lendenwirbel, Nervensystem, Wasserhaushalt
– Balance, Einklang, Friedfertigkeit, Handlungsfähigkeit, Mut, Selbstbeherrschung, Spannkraft, Sport, Verständnis, Wahrheit
Hinweise: diese Varietät geht ohne genaue Abgrenzung von Onyx bis Karneol über
Bild 90 / Kapitel 19, 25, 96

SCHNEEFLOCKEN-OBSIDIAN
BEZIEHUNGEN

Gruppe: Obsidian
Ritzhärte: 3 - 7
Elemente und Verbindungen:
amorphes Vulkangestein, kieselsäurereich mit Magnesium-, Eisen-, Aluminium-, Calciumspuren
Farben: schwarz mit grauweissen, radialstrahligen Einschlüssen, undurchsichtig
Fundorte: USA
Gesundheitsvorsorge und Förderung:
Bandscheiben, Becken, Blut, Füsse, Hände, Kopf, Nägel, Nerven, Muskulatur
– Anpassungsfähigkeit, Befreiung, Bodenständigkeit, Erdung, Freiheit, Freundschaft, Konzentration, Realitätsbewusstsein, Schulleistung, Transformation
Hinweise: stammt aus dem glühenden Innern der Erde
Bild 88 / Kapitel 19, 25, 96, 117, 129

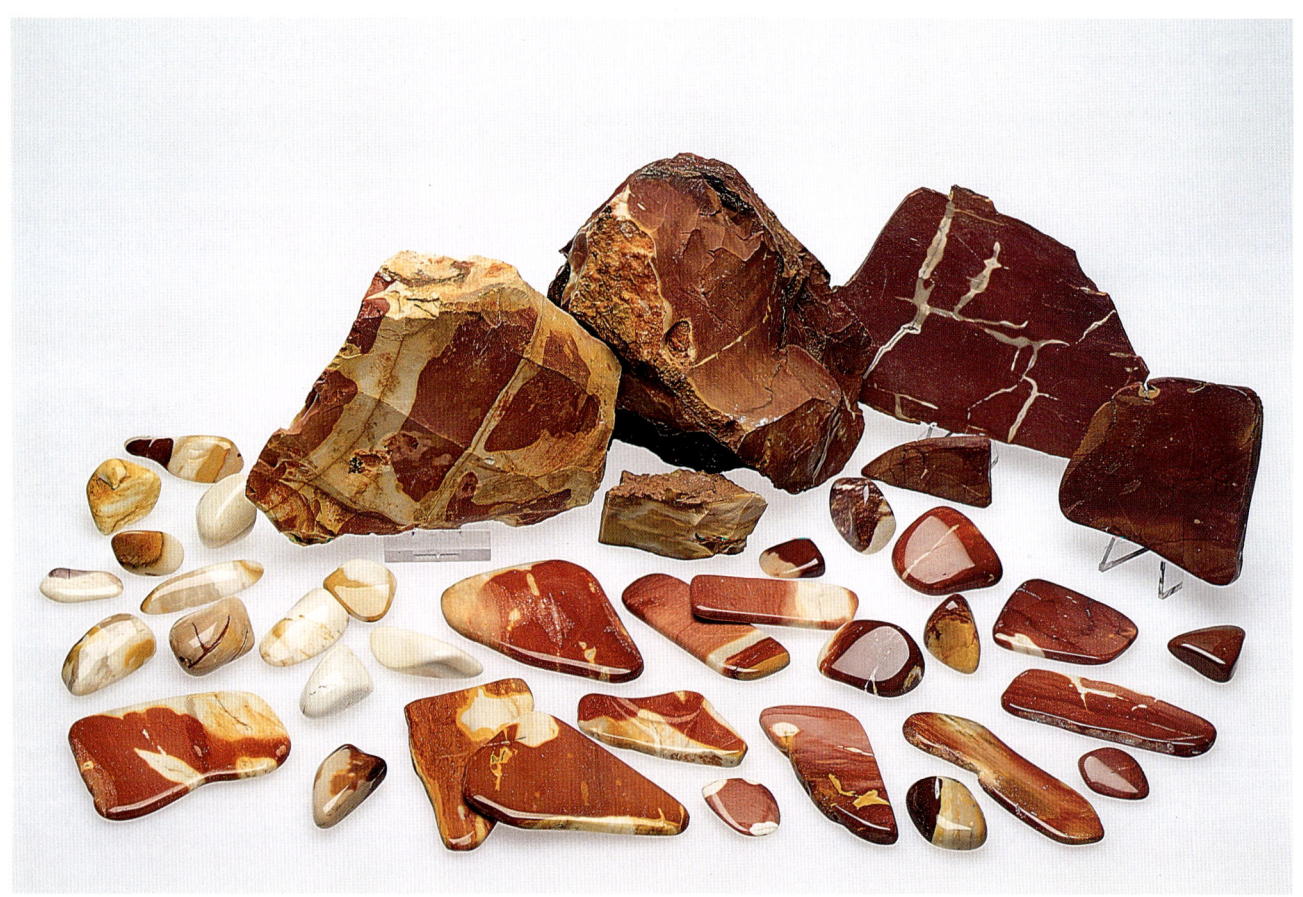

Schörl
BLITZABLEITER

Gruppe: Turmalin
Ritzhärte: 5 - 6
Elemente und Verbindungen:
Aluminium - Borat - Silicat   mit Eisen-, Natrium-, teils Magnesiumspuren
Farben: tiefschwarz, Kristalleinlagerungen
Fundorte: Norwegen, Österreich, Deutschland, Schweiz, Namibia, Madagaskar, Australien, Brasilien, USA, Kanada
Gesundheitsvorsorge und Förderung:
Gehirn, Knochengewebe, Kopf, Kreuzbein, Lymphbahnen, Muskulatur, Steissbein, Wirbelsäule, Zellen
– Abwehrkraft, Balance, Beruf, Entstrahlung, Frieden, Geschicklichkeit, Gradlinigkeit, Konfliktlösung, Reaktionsfähigkeit, Schule, Schutz, Selbstdisziplin, Sport, Vertrauen, Zielausrichtung
Hinweise: einmalig sind die elektroleitfähigen Kristallstäbe des Turmalins. In der Naturheilkunde vorwiegend zur Reizerweiterung der Hirn- und Nervenimpulse eingesetzt. Das dient der Erhaltung der Funktionsweise und dem Gleichgewicht des gesamten Nervensystems
Bild 144 / Kapitel 19, 25, 96, 129, 147, 153

Seidenglanz-Obsidian
EINKEHR

Gruppe: Obsidian
Ritzhärte: 3 - 7
Elemente und Verbindungen:
amorphes, vulkanisches Gesteinsglas sehr reich an Kieselsäure, mit Magnesium-, Eisen-, Calcium-, Aluminiumspuren
Farben: tiefschwarz, klarschwarz, gelbgrünlichen Silber- oder Goldschimmer, undurchsichtig
Fundorte: Mexiko, USA
Gesundheitsvorsorge und Förderung:
Fingernägel, Haut, Knochenbau, Magen, Muskulatur, Skelett
– Entspannung, Frohsinn, Kraft, Meditation, Reinkarnations-Begleiter, Selbstentfaltung, Sensibilisierung, Tiefe, Zulassen, Zuneigung
Bild 88 / Kapitel 19, 25, 96, 129

Smaragd
REIFE

Gruppe: Beryll
Ritzhärte: 7,5 - 8
Elemente und Verbindungen:
Aluminium - Beryllium - Silicat mit Chrom-, teils Zink-, Schwefel-, Phospor-, Eisenspuren
Farben: hellgrün, dunkelgrün, gelblichgrün, smaragdgrün, durchsichtig bis durchscheinend
Fundorte: Indien, Pakistan, Australien, USA, Griechenland, Südafrika, Brasilien
Gesundheitsvorsorge und Förderung:
Augen, Bauchspeicheldrüse, Blut, Darmschleimhaut, Galle, Gedächtnis, Haut, Herz, Leber, Magenschleimhaut, Mundschleimhaut, Muskulatur, Thymusdrüse
– Ansporn, Belebung, Durchsicht, Einigkeit, Energiespeicherung, Gedächtnisstärkung, Gewohnheitsauflösung, Naturverbundenheit, Reinigung, Schönheitssinn, Tapferkeit, Treue, Verständnis
Hinweise: er gewährt allgemeinen Überblick zu sehen, zu akzeptieren, die Lernaufgaben anzunehmen, um im eigenen Reich würdig, stark, gerecht und fair König zu sein
Bild 130 / Kapitel 19, 25, 96, 123, 129, 147

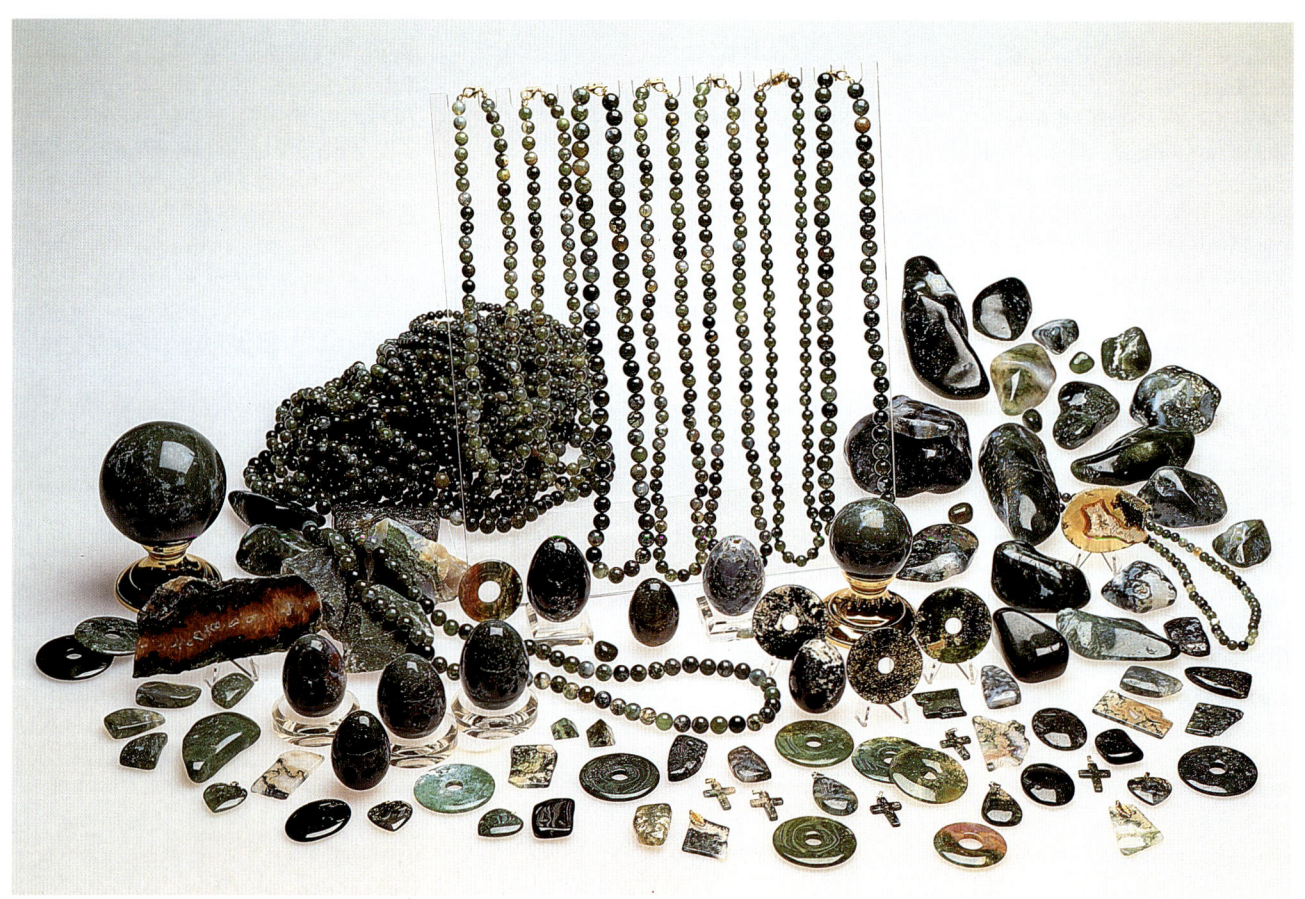

SODALITH
KONZENTRATION

Ritzhärte: 5 - 6
Elemente und Verbindungen:
Natrium - Aluminium - Silicat
mit Kobalt-, Calcium-, Zinkspuren, teils
Manganspuren
Farben: blau bis dunkelblau, indigo,
mit grauen und weissen Kalk-Adern
durchzogen, undurchsichtig bis durch-
scheinend
Fundorte: Brasilien, USA, Kanada, Afrika,
Indien, Namibia
Gesundheitsvorsorge und Förderung:
Atlas, Hirnanhangdrüse, Knochen, Knorpel,
Lymphsystem, Nervensystem, Stirn, Stoff-
wechsel
– Begreifen, geistige Anwesenheit, Inspi-
ration, Lernfähigkeit, Persönlichkeitsent-
faltung, Schule, Selbstvertrauen, Stabilität,
Weiterentwicklung, Zielausrichtung
Hinweise: dichtester aller blauen Steine
Bild 132 / Kapitel 19, 25, 96, 117, 123, 129

SONNENSTEIN
ANNEHMEN

Gruppe: Feldspat
Ritzhärte: 6 - 6,5
Elemente und Verbindungen:
Natrium - Calcium - Aluminium - Silicat
mit Eisen-, Schwefel-, Chrom-, Selenspu-
ren, undurchsichtig bis durchscheinend
Farben: gelblich, orange, rotbraun,
glitzernd
Fundorte: USA, Kanada, Indien, Norwe-
gen, Russland
Gesundheitsvorsorge und Förderung:
Blutaufbau, Dünndarm, Herz, Lymphbah-
nen, Magen, Schleimhäute, Solar Plexus,
Wasserhaushalt
– Familiensinn, Lebensaufgabe, Mitgefühl,
Zufriedenheit
Bild 134 / Kapitel 19, 25, 96, 129

STREIFEN-JASPIS
BEGEGNUNG

Gruppe: Quarz
Ritzhärte: 7
Elemente und Verbindungen:
Silicium - Dioxid mit Zink-, Eisen-,
Aluminium-, Schwefel-, Phosphor-, Selen-
spuren
Farben: weissgelblich, orangebraun,
ocker, rötlichgelb, gestreift, undurchsichtig
Fundorte: Sinai, Zentralafrika, Kenia,
Indien
Gesundheitsvorsorge und Förderung:
Eileiter, Eierstöcke, Gehirn, Haut, Harn-
röhre, Immunsystem, Milz
– Abgrenzungsfähigkeit, Gerechtigkeits-
empfinden, Handlungsfähigkeit, Persön-
lichkeitsaufbau, Vermittlung, Zielverwirk-
lichung
Bild 136 / Kapitel 19, 25, 96

SUGILITH
SELBSTVERWIRKLICHUNG

Ritzhärte : 6,5 - 7
Elemente und Verbindungen:
Silicium - Oxid mit Kalium-, Natrium-,
Eisen-, Lithium-, Mangan-, Zink-, teils
Chrom-, Calciumspuren
Farben: fliederviolett, braunrot bis braun-
schwarz, rotviolett, rosaviolett, blauviolett,
teils mit weissen Quarzeinschlüssen, un-
durchsichtig bis durchscheinend
Fundorte: Südafrika

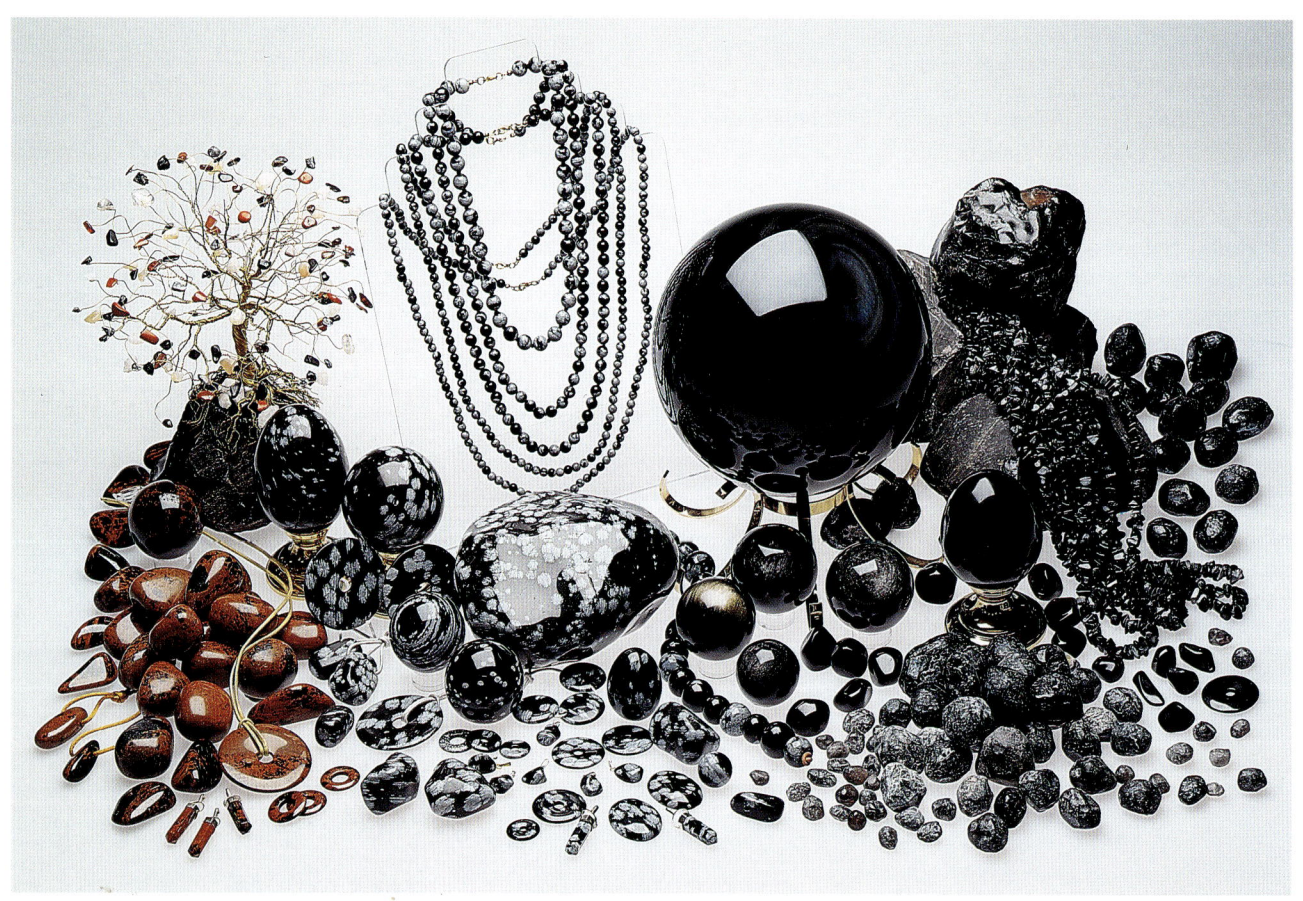

Gesundheitsvorsorge und Förderung:
Bauchspeicheldrüse, Blutaufbau, Blutkreislauf, Galle, Gehirn, Geschlechtsorgane, Hirnanhangdrüse, Knochenmark, Knochen, Leber, Lymphgefässsystem, Milz, Muskulatur, Nebennieren, Nervensystem, Skelettaufbau und -erhaltung, Thymusdrüse, Zellen, Zirbeldrüse
– verhilft Körper, Geist und Seele ins Gleichgewicht zu kommen, dadurch können unvorstellbare Heilschwingungen freigesetzt werden. Ein ausgezeichneter Helfer durch Tiefen und Höhen des Lebens. Sensibilität annehmen, bewahren und fördern, von Kind an bis ins hohe Alter ist er ein unentbehrlicher treuer Begleiter. Feingeist, Lebensmotivation, Selbstschutz
Hinweise: bringt in Beruf, Schule, Sport und Freizeit Motivation, Vitalität und Selbstkontrolle. Unterstützt jeden auf dem Lebensweg, der willens ist, sich mental zu entfalten um sich selbstzuverwirklichen. Lichtdurchlässige Steine enthalten sehr viel Kristallwasser (Sauerstoff). Sugilith kommt teils mit Mangan- und Eisenverwachsungen vor
Bild 138 / Kapitel 19, 25, 96, 117, 123, 129, 147

TIGERAUGE
SCHAFFENSKRAFT

Gruppe: Quarz
Ritzhärte: 5 - 6
Elemente und Verbindungen:
Silicium - Dioxid   mit Eisen-, Schwefel-, Mangan-, teils Chromspuren
Farben: goldgelb bis goldbraun, braun bis braunschwarz, teils noch blaue Krokydolithstrukturen mit Seidenglanz, Lichtschiller, streifenartige Wellenmuster, undurchsichtig
Fundorte: Südafrika, Australien, Burma, USA, Indien
Gesundheitsvorsorge und Förderung:
Augen, Bronchien, Haut, Luftröhre, Lungen, Magen, Querdarm, Sonnengeflecht, Speiseröhre, Zwerchfell
– Beweglichkeit, Durchsetzungsvermögen, Entspannung, Geborgenheit, Harmonie, Kompromissfähigkeit, Umgang, Unternehmungsgeist, Vertrauen, Reife
Hinweise: aus dem Falkenauge durch Umwandlung von Krokydolith entstanden
Bild 52 / Kapitel 19, 25, 96, 123, 129

TIGEREISEN
MOTIVATION

Gruppe: Quarz
Ritzhärte: 6,5 - 7
Elemente und Verbindungen:
Eisen (III) - Silicium - Dioxid mit Zink-, Mangan-, Schwefelspuren
Farben: grauschwarz, ziegelrot und braunrot gebändert mit goldfarbenem Krokydolith (Tigerauge) durchzogen
Fundorte: Südafrika, Australien, Indien
Gesundheitsvorsorge und Förderung:
Atmungsorgane, Augen, Bandscheiben, Beine, Blase, Blut, Füsse, Harnröhre, Ischiasnerv, Speiseröhre, Verdauungsorgane, Wirbelsäule
– Arbeitsfreude, Aufgewecktheit, Begeisterungsfähigkeit, Geweberegeneration, Reaktionsfähigkeit, Selbstvertrauen, Sicherheit, Umsetzungsvermögen
Bild 140 / Kapitel 19, 25, 96, 123, 129, 147

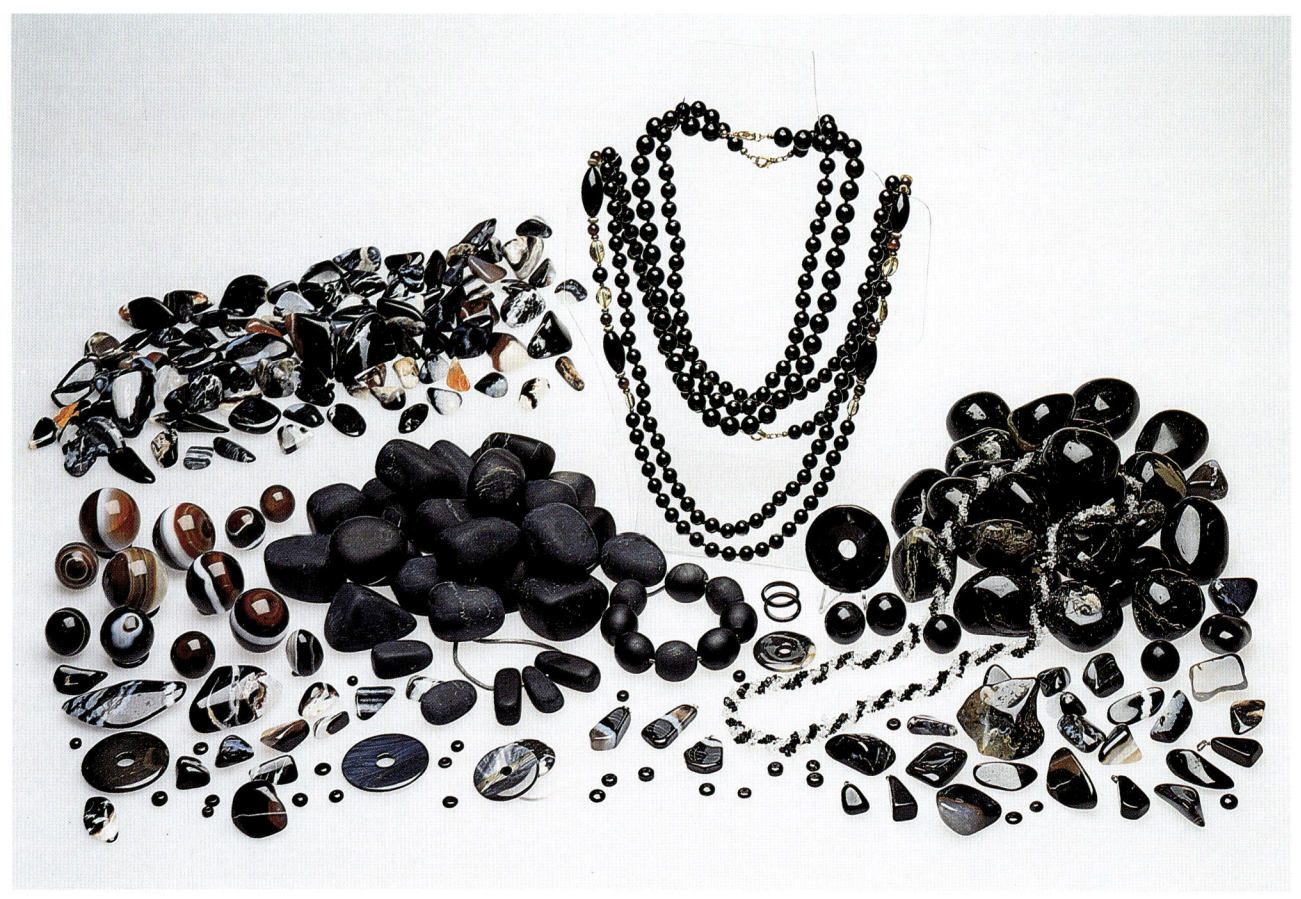

TOPAS
KONTAKTFÄHIGKEIT

BLAUER-TOPAS
EDEL-TOPAS

Bild 142

TURMALIN
LEBENSFÜLLE

INDIGOLITH
RUBELLIT
SCHÖRL
VERDELITH

Bild 144

TURMALIN-QUARZ
ENTSCHEIDUNG

Gruppe: Quarz
Ritzhärte: 7 - 7,5
Elemente und Verbindungen:
Aluminium - Borat - Silicat
mit Eisen-, Natrium-, teils Magnesium-
spuren und Silicium-Dioxid mit teils
Calciumspuren
Farben: milchig weiss, farblos transpa-
rent mit schwarzen nadelartigen Einschlüs-
sen, durchsichtig bis undurchsichtig
Fundorte: Brasilien, Madagaskar,
Mozambigue, Ural
Gesundheitsvorsorge und Förderung:
Arme, Beine, Halswirbel, Haut, Herz,
Hormondrüsen, Kreuzbein, Kopf, Lymphe,
Nägel, Wasserhaushalt
– Gleichgewicht, innere Konsequenz,
Lebensbewältigung, Neubeginn,
Standhaftigkeit, Stärke, Urteilsfähigkeit,
Verständnis
Hinweise: Schörl – schwarzer Turmalin
in Quarz, seltenere Varietäten in transpa-
rentem Bergkristall zu finden
Bild 146 / Kapitel 19, 25, 96, 123, 129, 147

TÜRKIS
SCHUTZ

Ritzhärte: 5 - 6
Elemente und Verbindungen:
kupferhaltiges, basisches Aluminium,
Phosphat mit Schwefel, teils Zink-,
Mangan-, Pyritspuren
Farben: hellblau, grünblau, apfelgrün,
türkisfarben, undurchsichtig
Fundorte: Ägypten, China, USA, Polen,
Iran, Afghanistan, Australien, Afrika
Gesundheitsvorsorge und Förderung:
Atemwege, Galle, Herz, Kehlkopf, Leber,
Milz, Muskelgewebe, Schilddrüse, Zunge
– Abgrenzungsfähigkeit, befreiend, Be-
lastbarkeit, Entspannung, Intuition, Inspi-
ration, Kommunikation, Kreativität, Sport,
Reinigung, Reiselust, Zufriedenheit
Hinweise: beschützt Reiter und Pferd
Bild 148 / Kapitel 19, 25, 96, 117, 129, 147, 155

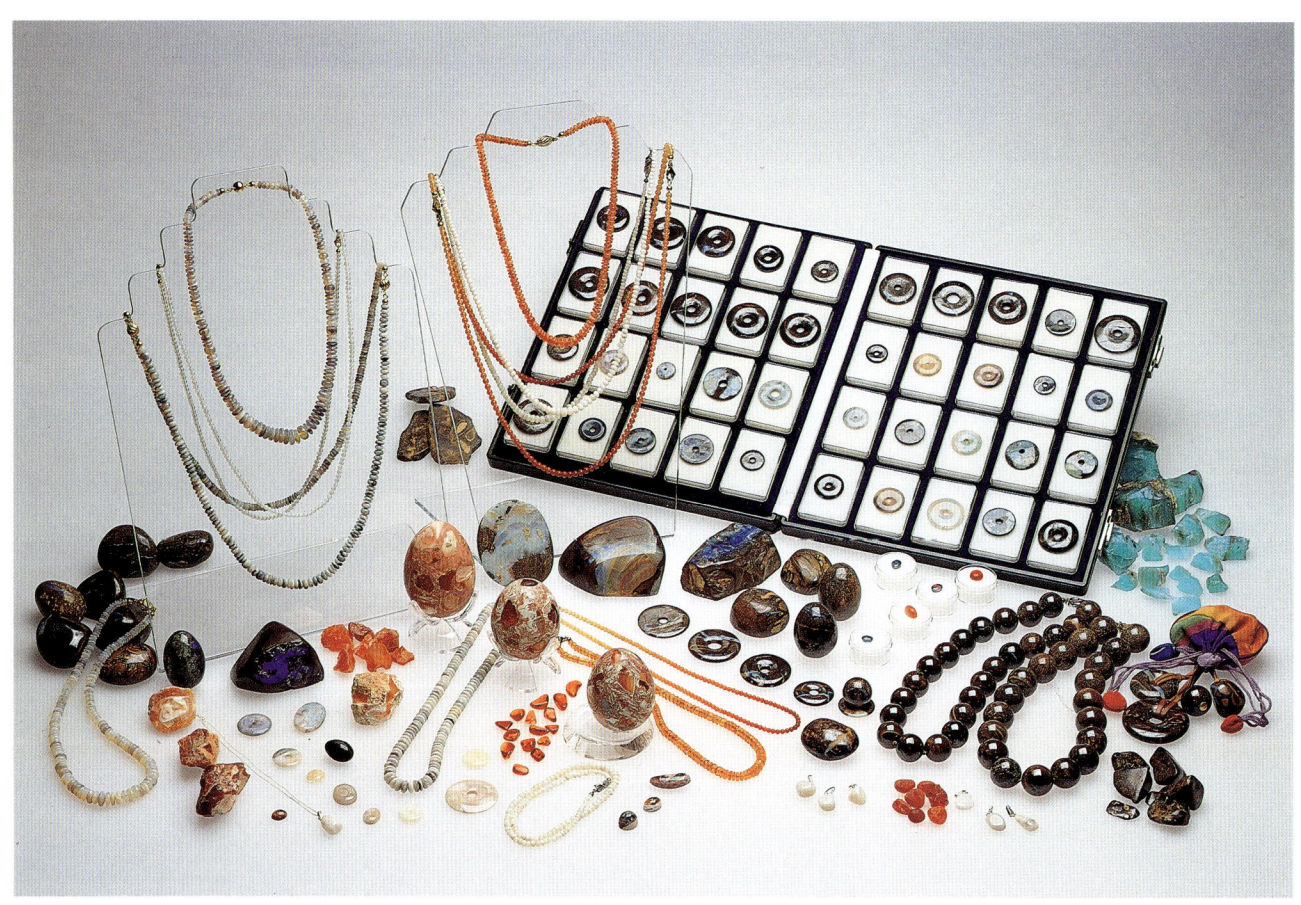

UNAKIT
GEBORGENHEIT

Ritzhärte: 6 - 7
Elemente und Verbindungen:
Calcium - Aluminium - Eisen - Silicat
mit Chrom-, Kupfer-, Schwefelspuren
Farben: grünrosa, graublau, grüngelb,
olivegrün, grünorange gefleckt, undurchsichtig
Fundorte: Mexiko, Finnland, Burma,
Norwegen, USA
Gesundheitsvorsorge und Förderung:
Dünndarm, Galle, Haut, Herz, Leber,
Nägel, Zwerchfell
– Ausgeglichenheit, Feinfühligkeit, Geduld,
massvolles Geben und Nehmen, Leistungsfähigkeit, Selbstwertgefühl, Sensibilität
Hinweise: Unakit ist ein Feldspat-Quarz-Gemenge, durch Epidot verkittet
Bild 150 / Kapitel 19, 25, 96, 129, 147

VERDELITH
WOHLSTAND

Gruppe: Turmalin
Ritzhärte: 7 - 7,5
Elemente und Verbindungen:
Aluminium - Borat - Silicat mit Natrium-,
Lithium-, Chrom-, Kupfer-, Phosphorspuren
Farben: hellgrün bis dunkelgrün, durchsichtig bis durchscheinend
Fundorte: Ural, Kasachstan, Mursinsk,
Namibia, Brasilien, Deutschland, Schweden, USA
Gesundheitsvorsorge und Förderung:
Energiefluss, Gehirn, Herz, Hirnstamm,
Immunsystem, Nervensystem, Ohren,
Thymusdrüse
– Ehrlichkeit, Erfolg, Freude, geistiges
Wachstum, Intuition, Kreativität, Liebesvertrauen, Selbstbestimmung, Zuverlässigkeit
Hinweise: "Wassermelonen Turmaline"
zeigen die Wiederspiegelung der hohen
Entwicklung aller Seinsformen. Sein
Farbenspiel ist der Wassermelone sehr
ähnlich. Der grüne Mantel umschliesst
die rosa bis rötlichen Farbstrukturen im
Inneren - sind liebevolle Kostbarkeiten
Bild 144 / Kapitel 19, 25, 96, 123, 129, 147

WEISSER-CALCIT
STABILITÄT

Gruppe: Kalkspat
Ritzhärte: 3 spröde
Elemente und Verbindungen:
Calcium - Carbonat mit Magnesium-,
Schwefelspuren
Farben: schneeweiss, weiss, weissgelb,
weissbräunlich, undurchsichtig
Fundorte: China, Mexiko, Namibia, USA
Gesundheitsvorsorge und Förderung:
Bänder, Gelenke, Knochen, Knochenhaut,
Knorpel, Muskulatur, Nägel, Sehnen,
Wasserhaushalt, Zähne
– Altes loslassen, Aufrichtigkeit, Festigkeit,
Halt, Umgänglichkeit, Reinigung, Sport,
Vitalität
Hinweise: farblose bis durchscheinende
Varietät. Weltweites Vorkommen. Sehr oft
in Drusen als Überkrustungen und auch
in kristallisierter Vollendung zu finden
Bild 34 / Kapitel 19, 25, 96, 123, 129, 147

PERIDOT - AKZEPTANZ

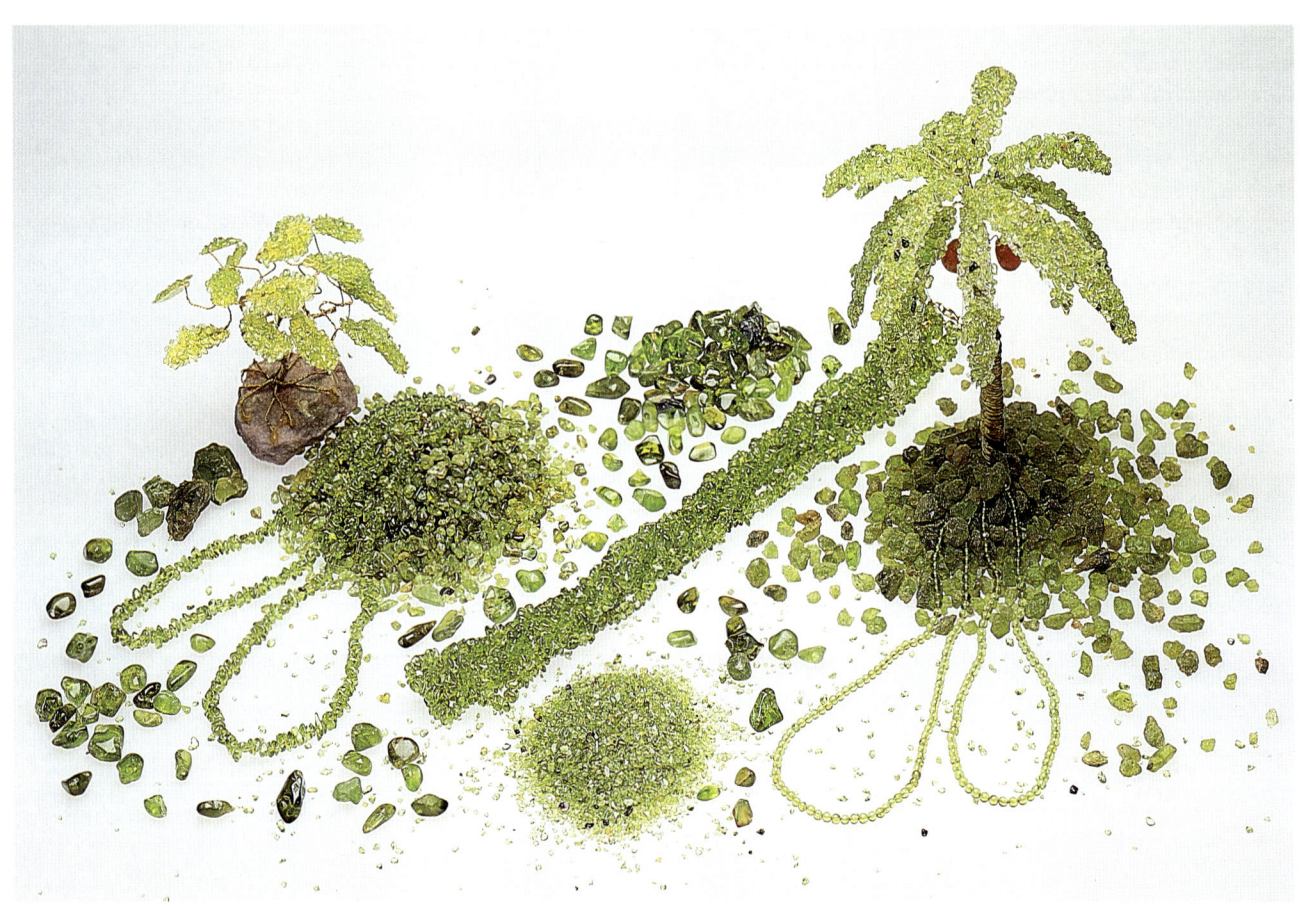

ZOISIT
LEBENSSINN

Ritzhärte: 6 - 6,5

Elemente und Verbindungen:
Calcium - Aluminium - Silicat mit Zink-, Chrom-, Eisen-, Manganspuren

Farben: grün mit schwarzen Einschlüssen, teils mit rotem Rubingestein durchsetzt

Fundorte: Tansania, USA, Norwegen, Namibia, Australien

Gesundheitsvorsorge und Förderung: Blutgefässe, Gebärmutter, Gebärmutterhals, Geschlechtsorgane, Herzmuskulatur, Nebennieren, Sauerstoffaufnahme im Blut, Thymusdrüse, Zellgewebe – Befreiung, Einfühlungsvermögen, Energiefluss, Freundschaft, Friedfertigkeit, Kreativität, Liebesfreude, Sanftmut, Wachstum

Hinweise: Muttergestein einer Rubinvarietät. Ein sehr liebevoller, warmer Edelstein. Wird im Handel oft mit Rubingestein durchsetzt angeboten. Die rote dichte Varietät des Zoisits nennt man Thulit

Bild 152 / Kapitel 19, 25, 96, 129, 147

Weitere Informationen über Edelsteine und Schmucksteine findet man im BLV-Bestimmungsbuch von Walter Schumann.

Qualitätsanforderungen

Die Steine werden sehr oft über das Kriterium des Preises eingekauft, was dieser Zeit entsprechend auch teilweise zu verstehen ist. Aber wie des öfteren in Fachbüchern und -zeitschriften (z. B. im Mineralien Magazin Lapis) immer wieder hervorgehoben wird, dass viele, unter Verwendung aller Mittel geschaffene Steinsorten und deren Schleif- und Pressprodukte den Billig-Markt beseelen.

Das sind Erscheinungsformen dieses Preis-Niveaus, was ganz sicher mit Schmuck zu vertreten ist, aber mit Gesundheitsvorsorge und Förderung nicht viel zu tun hat. Diesbezüglich ist es auch eine recht arbeitsaufwendige Angelegenheit, alleine die Preise ohne Vergleichsmöglichkeiten der verschiedenen Anbieter zu beurteilen.

Die Qualität (Schliff z.B. Fernost- oder Deutsche-Arbeiten, Gewicht, Schönheit, Farben, Echtheit, Transparenz), der sorgfältige, liebevolle Umgang, Reinigung und Aktivierung dieser wertvollen Materie sowie eine gepflegte Beratung und Betreuung sind wichtige Faktoren, die nicht ausser Acht gelassen werden dürfen und sind für das Wohl aller Menschen bestimmt. Auch hier gilt die Faustregel, dass alles was helfen kann seinen Preis verdient, und für sich selbst eine gute Qualität immer empfehlenswert bleibt.

Mineralstoffe und Spurenelemente sind die Basis unseres gesamten Seins

Das Periodensystem der 106 Elemente, ihre Vorkommen in der Natur und im Körper

Mineralstoffe	in der Natur	im Körper
1. Wasserstoff (H)	ist die Basis jeder chemischen Reaktion für alles Leben. Verbindet sich mit Sauerstoff zu Wasser. (Raketentreibstoff) In allen durchsichtigen Mineralien eingebunden. Amethyst · Ametrin · Bergkristall · Bernstein usw.	der Körper besteht zu ca. 70 % aus Wasser und dies wiederum ist nur oxydierter Wasserstoff. Absolut lebensnotwendig
2. Helium (He)	Edelgas in unserer Atemluft. Wird beim Tauchen in grossen Tiefen dem Sauerstoff als Atemluft beigemischt	wirkt als Katalysator beim biochemischen Stoffwechsel
3. Lithium (Li)	weit verbreitet in Pflanzen und Tieren aber nicht lebensnotwendig. In kleineren Mengen ungiftig. Amblygonit · Hiddenit · Indigolith · Lepidolith · Petalit · Rubellit · Sugilith · Verdelith	gelangt hauptsächlich durch die Ernährung in den Körper. Wichtig für die Selbstkontrolle der Psyche und den Antrieb der Gehirnfunktion. Heilbäder tun Nieren und Harnwegen gut und fördern die Beweglichkeit des Körpers
4. Beryllium (Be)	ist ein Edelalkalimetall. Aquamarin · Bixbit · Goldberyll · Goshenit · Heliodor · Morganit · Smaragd · Tugtupit	findet Verwendung bei den Röntgenapparaturen in der Medizin. Gelegentliches Vorkommen in den Knochen, zusammen mit Calcium und

Mineralstoffe	in der Natur	im Körper
		Magnesium. Wird zur Förderung der Atmung, Verdauung, Harnorgane und Haut sowie der Glieder und Muskulatur verwendet
5. Bor (B)	ein seltenes Halbmetall. Findet bei der Herstellung von Lötmetallen Verwendung. Vorkommen in den Mineralien als Borsäure-Verbindungen (Boracit · Borax und Bornit). Blumenjaspis · Dumortierit · Howlith · · Turmalin (alle Variationen)	hilft mit, die Zellstrukturen der Haut zu aktivieren und zu stabilisieren
6. Kohlenstoff (C)	eines der häufigsten Elemente der Erde. Baustein der Pflanzen, bewirkt deren Stabilität, auch bedeutend für die Ernährungs-Assimilation. Hauptbestandteil der atmenden Materie. Diamant und Graphit sind nahezu chemisch reiner Kohlenstoff. Bernstein · Holz · Jett · Kohle · Russ	Kohlenhydrate - Stoffwechsel. Hauptbaustein der Knochen und Zähne. Bewirkt die Elastizität der körperlichen Strukturen
7. Stickstoff (N)	als NH_3 (Ammoniak) ist es ein natürliches Düngemittel. Ein sehr wichtiger Bindungspartner zum Kohlenstoff. Die Luft besteht zu ca. 78 % daraus	im Körper zu ca. 3 % vorhanden. Unentbehrlicher Bestandteil der Eiweisse und des Körpergewebes

Mineralstoffe	in der Natur	im Körper
8. Sauerstoff (O)	ca. 20 % Luftanteil. Er entsteht bei der Assimilation der Pflanze. In den Mineralien als Kristall-Wasser gebunden. Je transparenter - durchsichtiger die Kristallisationen der Edelsteine sind, um so mehr Sauerstoff ist darin gebunden. Im Bernstein und in allen anderen lichtdurchscheinenden Edelsteinen, ausser dem Diamant vorhanden	als (H_2O) Wasser im Körper vorhanden. Sauerstoff ist das Oxidationsmittel und fördert die ganzen biochemischen Prozesse im Körper
9. Fluor (F)	wird hauptsächlich über das Trinkwasser aufgenommen. Apatit · Blautopas · Buergerit · Charoit · Fluorit · Labradorit	erhöht die Stabilität von Knochen und Zähnen. Begünstigt Wundheilung und stärkt die körpereigene Abwehrkraft
10. Neon (Ne)	Edelgas in unserer Atemluft	wirkt als Katalysator beim biochemischen Stoffwechsel
11. Natrium (Na)	verbindet sich mit Chlor zu Kochsalz. Alkalimetall ist für Tiere und für einige Pflanzen lebensnotwendig. Achat · Amazonit · Charoit · Indigolith · Jade · Labradorit · Lapislazuli · Larimar · Schörl · Sodalith · Sonnenstein · Sugilith · Tugtupit · Verdelith	Kochsalz reguliert unseren Wasserhaushalt und das Säuren-Basen-Gleichgewicht. Lebenswichtig – befindet sich hauptsächlich in den Lymphen und im Blutplasma. Im Knorpelgewebe und in den Knochen eingebunden. Gewährleistet die Leistungsfähigkeit von Nerven und Muskeln. Mitverantwortlich für die Bildung von roten Blutkörperchen und Zellen

Mineralstoffe	in der Natur	im Körper
12. Magnesium (Mg)	grössere Vorkommen im Meersalz und im Blattgrün (Chlorophyll). Weltweit in verhältnismässig geringen Mengen vorhanden. Amazonit · Apatit · Blaucalcit · Chalcedon · Charoit · Dravit · Feueropal · Heliotrop · Jade · Lapislazuli · Magnesit · Mondstein · Moosachat · Peridot (Olivin) · Rhodochrosit · Rosenquarz · Rotcalcit · Rubellit · Sarder · Schneeflockenobsidian · Seidenglanzobsidian · Turmalinquarz · Uvit · Weisscalcit	Antistressmittel und wirkt allgemein entspannend. Lebenswichtig für Zellen, Schleimhäute und Lymphbahnen sowie Sauerstoffnutzung und für Muskelfunktionen. Erhöht die sportliche Leistungsfähigkeit. Sehr bedeutend für die Herz-Kreislauffunktion und für einen gesunden Schlaf. Wirkt auf den Haushalt der Elektrolyte im engen Zusammenhang mit dem Wasserhaushalt, Eiweiss- und Kohlenhydratstoffwechsel
13. Aluminium (Al)	weltweit im Bauxit (Ton- und Lehmboden) gebunden. Bei den Säugetieren in Lunge und Haar vorhanden. Bei den Tieren und Pflanzen ein notwendiger Bestandteil, der das Wachstum anregt. Ohne Aluminium könnten die Pflanzensamen nicht keimen. Wichtiger Regulator der Membrandurchlässigkeit für Wasser und Ionen. Vor allem in den Gruppen der Silicate und der Korunde vorhanden. Achat · Amazonit · Ametrin · Apatit · Aquamarin · Blautopas · Chalcedon · Dumortierit · Edeltopas · Feueropal · Granat · Indigolith · Jade · Labradorit · Lapislazuli · Moosachat · Mondstein ·	in den Haaren und den Lungen angereichert. Mitverantwortlich für eine Verstärkung der Sekretion von Schleimhäuten. Sorgt für eine optimale Versorgung der Gefässsysteme. Ist beteiligt an der Koordination der Bewegungsimpulse und der Skelettmuskulatur. Stärkt Magere in ihrem Antrieb. Ist beteiligt bei der Nahrungsverarbeitung

Mineralstoffe	in der Natur	im Körper
	Opal · Rubellit · Rubin · Saphir · Sarder · Schneeflockenobsidian · Schörl · Seidenglanzobsidian · Smaragd · Sodalith · Sonnenstein · Streifenjaspis · Turmalinquarz · Türkis · Unakit · Verdelith · Zoisit	
14. Silicium (Si)	in der Gruppe der Quarze hat die Mutter-Erde eine der grössten Lagerstätten angelegt. Achat · Amethyst · Ametrin · Andenopal · Aventurin · Bergkristall · Blumenjaspis · Boulderopal · Breccletjaspis · Buntjaspis · Chalcedon · Chrysopras · Citrin · Dendriten-Achat · Eisenjaspis · Falkenauge · Feueropal · Gelbjaspis · Holzstein · Karneol · Leoparden-Jaspis · Milchopal · Mookait · Moosachat · Onyx · u.v.m.	Verantwortlich für das Bindegewebe, für die Elastizität der Zellen und Knochen. Lebensnotwendig für die Funktionsweise des Körpers. Kieselsäure sorgt für die Selbstreinigung der Haut und Blutgefässe. Mitverantwortlich für einen guten Haarwuchs, für starkes, festes, glanzvolles Haar. Lebenswichtig für die Nervenzellen, Schweissdrüsen. Verbessert den Schlaf, aktiviert die geistige Regsamkeit und stärkt die Nerven
15. Phosphor (P)	oxydiert in reiner Form an der Luft sofort. Häufigstes Vorkommen als Calciumphosphat. Apatit · Blumenjaspis · Brasilianit · Gelbjaspis · Howlith · Landschaftsjaspis · Lazulith · Mookait · Rubin · Streifenjaspis · Türkis · Verdelith	Hauptbestandteil für die Energiegewinnung im Stoffwechsel. Wirkt beim Aufbau der Knochen und der Zähne mit. Es sind davon ca. 500 Gramm im Zellgewebe eingebunden. Für die optimale Funktion der Hirn- und der Nerventätigkeit mitverantwortlich. Ist ein Biokatalysator beim Stoffwechsel

Mineralstoffe	in der Natur	im Körper
16. Schwefel (S)	Vorkommen als Sulfid und Sulfat in vulkanischen Gasen als Schwefel-Wasserstoffverbindungen. Apatit · Azurit · Bernstein · Calcit · Eisenjaspis · Falkenauge · Fluorit · Jade · Jaspis · Kupferkies · Labradorit · Lapislazuli · Larimar · Markasit · Mookait · Natur-Citrin · Pyrit · Pyritchalcedon · Rhyolith · Rubin · Saphir · Schwefel · Selen · Sonnenstein · Tigerauge · Tigereisen · Türkis · Unakit · Weisscalcit	Hauptbestandteil der Haut und Gelenke. Bildung von Körpergewebe und Beteiligung am Reinigungsprozess der Leber (Stoffwechsel). Gesunderhaltung der Darmflora. Sorgt für eine kräftige, gesunde, glanzvolle Haarpracht. Ein Bestandteil der Magensäure. Verbesserung der Beweglichkeit der Gelenke
17. Chlor (Ce)	verbindet sich mit Natrium zu Kochsalz. Grüner Apatit · Sodalith	Kochsalz reguliert unseren Wasserhaushalt. Bestandteil einiger körpereigenen Antibiotika
18. Argon (K)	Edelgas in unserer Atemluft	wirkt als Katalysator beim biochemischen Stoffwechsel. Im Blut vorhanden
19. Kalium (Ca)	befindet sich in fast allen naturbelassenen Lebensmitteln. Adular · Amazonit · Charoit · Falkenauge · Indigolith · Lapislazuli · Lepidolith · Mondstein · Sugilith	ermöglicht die Reizweiterleitung innerhalb der Nervenbahnen und Muskeln. Fördert die Herzmuskeltätigkeit und gleicht diese aus. Zur Zeit sind über 40 Enzyme bekannt, die durch Kalium aktiviert werden. Mitverantwortlich an der Steuerung des Wasserhaushaltes und Nahrungsmittelaustausches zwischen den Zellen. Sorgt für Lebensfrische

Mineralstoffe	in der Natur	im Körper
20. Calcium (Ca)	Bestandteil aller Lebewesen. In der Natur als Calciumphosphat und Calciumoxid vorhanden Achat · Aktinolith · Amazonit · Apatit · Azurit · Boulderopal · Calcit · Charoit · Chrysokoll · Chrysopras · Dendriten-achat · Dolomit · Feueropal · Fluorit · Granat · Grossular · Howlith · Labradorit · Lapislazuli · Larimar · Malachit · Mondstein · Mookait · Moosachat · Opal · Prehnit · Rhodochrosit · Rhodonit · Rhyolith · Rubin · Rosenquarz · Rubellit · Sarder · Schnee-flockenobsidian · Seidenglanzobsidian · Selenit · Smaragdit · Sodalith · Sonnenstein · Thulit · Turmalinquarz · Unakit · Zoisit	Hauptbestandteil für Aufbau und Stabilität der Knochen, Zähne und Sehnen. Unentbehrlicher Blutgerinnungsfaktor, dämpft die zelluläre Erregbarkeit. För-dert die Funktionsweise des gesamten Nervensystems. Sehr wichtig für die Stärkung der Fingernägel und Haare. Wird zur Reparatur von Körpergewebe dringend benötigt
21. Scandium (Sc)	Funktionsweise in der Natur noch nicht bekannt	die Forschungsarbeiten sind noch nicht abgeschlossen
22. Titan (Ti)	Vorkommen als Metallerz. Amethyst · Citrin · Edeltopas · Granat · Rutilquarz (ist am bekanntesten) · Saphir	Vitalität im Bereich Atmung, Solar Plexus, Nervenzellen
23. Vanadium (V)	Weit verbreitet in Pflanzen und Tieren. Desdoizit · Mottramit · Vanadinit · Vesignieit	hemmt den Aufbau von Cholesterin
24. Chrom (Cr)	Vorkommen als Chromeisenerz · Achat · Aventurin · Azurit-Malachit ·	Chromverbindungen sensibilisieren die Haut und fördern die Geschmeidigkeit.

Mineralstoffe	in der Natur	im Körper
	Blumenjaspis · Chrysokoll · Chrysopras · Edeltopas · Fluorit · Granat · Grüncalcit · Heliotrop · Howlith · Karneol · Labradorit · Larimar · Malachit · Moosachat · Peridot · Rubin · Saphir · Smaragd · Sonnenstein · Unakit · Verdelith · Zoisit	Hauptbestandteil des Insulinmoleküls. Regt die Bauchspeicheldrüse an. Synthesen von Enzymen und Fettsäuren. Findet in der Zahnheilkunde Verwendung. In allen Organen in Spuren nachgewiesen
25. Mangan (Mn)	lebensnotwendig für Pflanzen und Tiere · Achat · Amethyst · Ametrin · Azurit-Malachit · Charoit · Chrysokoll · Chrysopras · Citrin · Dendritenachat · Dumortierit · Edeltopas · Eisenjaspis · Falkenauge · Fluorit · Granat · Karneol · Larimar · Mahagoniobsidian · Mangancalcit · Milchopal · Mookait · Opal · Regenbogenobsidian · Rhodochrosit · Rotcalcit · Rotes Tigerauge · Rubellit · Rubin · Saphir · Sarder · Sugilith · Tigerauge · Tigereisen · Unakit · Zoisit	Aktivator für verschiedene Enzyme. Höchste Konzentration in den Knochen, Knorpeln und Zähnen. Gefolgt von Leber- und Bauchspeicheldrüse. Sehr grosser Einfluss auf die Sexualität. Stärkt das Kontrollsystem der Muskeln- und Nervenfunktionen. Mitverantwortlich für die Blutgerinnung. Fördert das schöpferische Denken
26. Eisen (Fe)	Eisen ist das verbreitetste Schwermetall überhaupt. Lebensnotwendiges Spurenelement für alle Lebewesen. Achat · Amazonit · Amethyst · Ametrin · Boulderopal · Chalcedon · Chrysokoll · Citrin · Dendritenachat · Dumortierit · Edeltopas · Eisenjaspis · Falkenauge · Feueropal · Fluorit · Granat · Hämatit ·	Zentralatom im Hämoglobin. Dient zum Transport und zur Speicherung von molekularem Sauerstoff und zum Abtransport des Kohlendioxid. Verantwortlich für die Blutbildung, stärkt die Abwehrkraft des Immunsystems. In Leber, Milz und Knochenmark werden Reserven angelegt. Sorgt für den Lebensantrieb, den Unter-

Mineralstoffe		in der Natur	im Körper
		Heliotrop · Karneol · Labradorit · Lapislazuli · Larimar · Mookait · Opal · Peridot · Pyrit · Rhodochrosit · Rhodonit · Rotes Tigerauge · Rubellit · Rubin · Sarder · Schörl · Sonnenstein · Sugilith · Tigerauge · Tigereisen · Turmalinquarz · Unakit · Zoisit	nehmungsgeist und stärkt den Willen zum kraftvollen Handeln im Alltag
27. Kobalt	(Co)	in Hülsenfrüchten, Nüssen, und in allen Lebewesen gebunden. Zentralatom vom Vitamin B12. Blaucalcit · Chalcedon · Dumortierit · Saphir · Sodalith	Vitamin B12 ist nur durch Kobalt aufzubauen. Für die körpereigene Abwehrkraft – Immunsystem und die Produktion der roten Blutkörperchen verantwortlich Unentbehrlich für die normale Funktion der Nervenzellen
28. Nickel	(Ni)	weitverbreitet als Metall auf der Erde. Wird ausschliesslich in der Industrie verwendet. Achat · Andenopal · Chrysopras	Bestandteil verschiedenster Enzyme. Auf seelischer Ebene unterstützt es die Jungerhaltung und Frische eines jeden
29. Kupfer	(Cu)	Mit der üblichen Nahrung können 2 - 3 mg pro Tag aufgenommen werden. Biokatalysator bei allen atmenden Lebewesen. Azurit · Azurit-Malachit · Buntkupfer · Chrysokoll · Falkenauge · Fluorit · Indigolith · Jade · Malachit · Peridot · Pyrit · Regenbogenobsidian · Rutilquarz · Türkis · Unakit · Verdelith	spielt eine grosse Rolle beim Bindegewebestoffwechsel und Eisentransport und beeinflusst die Cholesterinwerte. In den Proteinen ist der grösste Teil des Körperkupfers gebunden. Ist wichtig für das Abwehrsystem. Es stabilisiert den Blutkreislauf, hält Venen und Arterien geschmeidig und fördert die Produktion der roten Blutkörperchen. Es unter-

Mineralstoffe	in der Natur	im Körper
		stützt die biomagnetische Funktionsweise, fördert die erotische Vitalität und lässt die Liebesfähigkeit mit all ihren schöpferischen Schönheiten und Freuden erblühen
30. Zink (Zn)	Sphalarit · Hydrozinkit sind Rohstofflieferanten für die Verzinkung in der Industrie. Apachenträne · Azurit · Blumenjaspis · Charoit · Chrysokoll · Dendritenachat · Dumortierit · Gahnit · Howlith · Karneol · Labradorit · Leopardenjaspis · Malachit · Mangancalcit · Onyx · Rauchobsidian · Regenbogenobsidian · Rhodonit · Rotcalcit · Rotes Tigerauge · Sarder · Smithsonit · Sodalith · Streifenjaspis · Sugilith · Tigereisen · Zoisit	der Gehalt im Menschen beträgt etwa 3 - 5 Gramm. Es fördert Körperwachstum und Haaraufbau und sorgt für die Wundheilung. Wirkt als Stabilisator der Zellmembranen sowie bei der Speicherung von Insulin. Unentbehrlich für den Stoffwechsel und ein grosser Helfer für das Immunsystem. Macht allgemein widerstandsfähig und wirkt antiallergen. Es hilft mit bei der Produktion der Abwehrzellen in den Lymphozyten. Sorgt für den Enzymhaushalt sowie für das Säure-Basengleichgewicht. Beruhigende Wirkung auf das Zentralnervensystem. Zinksalze finden in der Augenheilkunde Verwendung
31. Gallium (Ga)	recht beständig und ungiftig. Ständiger Begleiter des Aluminiums. Schwermetall mit niedrigstem Schmelzpunkt	es wird erforscht, Gallium anstelle von Quecksilber für Zahnfüllungen zu verwenden

Mineralstoffe	in der Natur	im Körper
32. Germanium (Ge)	kommt als grauweisses, sprödes zwei- und vierwertiges Metall vor	unterstützt die Nierentätigkeit, hilft bei der Blutgerinnung, sorgt für guten Schlaf. Wird in der Medizin zur Prophylaxe verwendet
33. Arsen (As)	kommt als Halbmetall vor. Andenopal	wertvolles Heilmittel, das die Oxidations- und Reduktionsvorgänge in den Zellen beeinflusst. Es wirkt mit bei der Verarbeitung von Leberfetten und hilft die Durchlässigkeit der Blutgefässe zu fördern (Permeabilität)
34. Selen (Se)	dieses graue Metall ist wie Schwefel, das ebenfalls in verschiedenen Modifikationen vorkommt. In geringen Spuren kommt es auch in Pflanzen (Getreide) und Tieren vor. Amazonit · Charoit · Chrysokoll · Chalcedon · Grüncalcit · Jade · Sonnenstein · Streifenjaspis	es fördert die Funktion der Bauchspeicheldrüse, unterstützt die Herztätigkeit. Verbindungsfreudig mit verbindungsaktiven Elementarteilen (Fänger von freien Radikalen). Wertvoller Begleiter des Vitamin E, hervorragend für das Immunsystem und die Fruchtbarkeit. Positive Wirkung auf die Jungerhaltung durch Elastizität des Zellgewebes
35. Brom (Br)	braune, ätzende Flüssigkeit, sehr weit verbreitet	hilft die körpereigene Abwehrkraft aufzubauen und zu stabilisieren
36. Krypton (Kr)	ist ein sehr seltenes Edelgas, befindet sich in der Luft zu 0.0001% - ein Spaltprodukt des Urans	wirkt als Katalysator bei einigen biochemischen Stoffwechseln

Mineralstoffe	in der Natur	im Körper
37. Rubidium (Rb)	ist ein Alkalimetall. Es ist dem Kalium sehr ähnlich, in Planzen und Tieren sehr gering vorhanden. Es kommt in Algen und Pilzen vor. Amazonit · Charoit	es aktiviert die Wirksamkeit der Enzyme
38. Strontium (Sr)	ist ein zweiwertiges Erdalkalimetall. Wird von Planzen aufgenommen. Spaltprodukt des Urans	die Forschungsarbeiten sind noch nicht abgeschlossen
39. Yttrium (Y)	Yttrium-Verbindungen werden in der Atomindustrie und für Bildschirme gebraucht	radioaktives Yttrium - 90 findet in der Heilkunde (Augen und Hirnanhangdrüse) Verwendung
40. Zirkonium (Zr)	weite Verbreitung als Zündmittel, Schleifstoff, für Sauerstoff-Elektroden und als Röntgen-Kontraststoff. Ist in Granit und ähnlichen Gesteinen weit verbreitet. Im Jahre 1789 wurde es erstmals aus dem Edelstein Hyazinth (Zirkon) isoliert	die Forschungsarbeiten sind noch nicht abgeschlossen
41. Niobium (Nb)	seltenes Metall, das Gefässe säurefest macht. Wird auch zur Legierung von speziellen Stählen verwendet	die Forschungsarbeiten sind noch nicht abgeschlossen
42. Molybdän (Mo)	biologisches Schwermetall, lebensnotwendig für Luftstickstoff bindende Bak-	hilft Vitamine aufzubauen und funktioniert als Biokatalysator. Zur Nachweis-

Mineralstoffe	in der Natur	im Körper
	terien. Bei Tieren als Atmungskatalysator. Anwendung bei der Stahlveredelung. Ferrimolybdit · Powellit	bestimmung von Phosphat. Wichtig für die Tätigkeit von Enzymen und den männlichen Geschlechtsorganen. Reguliert den Kupferhaushalt. Wirkt bei der Bildung und Erhaltung von Zahnschmelz mit
43. Technetium (Tc)	künstliches Element. Sämtliche Isotope sind radioaktiv	in Form von Pertechnetat wird es als Kontrastmittel bei der Untersuchung von Schilddrüsen und Gehirn diagnostisch verwendet
44. Ruthenium (Ru)	ein seltenes Edelmetall der Platingruppe wurde 1845 entdeckt. Vorkommen in Pflanzen und Tier. Ein Folgeprodukt der Kernspaltung. Ruthenium-Legierungen werden für abnützungsfreie Füllfederhalterspitzen und Kunststoff-Spritzdüsen gebraucht	die Forschungsarbeiten sind noch nicht abgeschlossen
45. Rhodium (Rh)	einziges Metall, das in keiner Säure aufgelöst wird. Verwendung für Porzellanfarben, Katalysatoren und Spiegeltechnik	die Forschungsarbeiten sind noch nicht abgeschlossen
46. Palladium (Pd)	silberhelles dehnbares Edelmetall. Weit verbreitet in der Katalysetechnik. Wird für Modeschmuck verwendet	die Forschungsarbeiten sind noch nicht abgeschlossen

Mineralstoffe	in der Natur	im Körper
47. Silber (Ag)	ein Edelmetall weit verbreitet in Pflanzen und Tieren (auch Meerestiere). Es wird als Silbersalz in der Fototechnik verwendet. Währungsmetall, Chemie und Technik. Silber	medizinisch werden viele Silberverbindungen, besonders von der Homöopathie vielseitig verwendet. Beeinflusst die gute Funktionsweise des vegetativen Nervensystems und fördert ein ausgeglichenes Gefühlsleben
48. Cadmium (Cd)	wird als Schwermetall in der Industrie verwendet Akkumulatoren sowie als Korrosionsschutz bei den Lötmetallen. Kommt regelmässig in Pflanzen und Tieren vor	Vielseitige Anwendung in der Homöopathie. Cadmiumsulfat-Lösungen als antiseptisches Mittel
49. Indium (In)	das seltene Element Indium, das zuerst 1863 in Freiburg im Breisgau in einer Zinkblende entdeckt wurde, ist noch weicher als Blei. Geringe Spuren in den Lebewesen. Gegen Korrosion, für Feuer-Sicherung und für Lagermetall	die Forschungsarbeiten sind noch nicht abgeschlossen
50. Zinn (Sn)	das Schwermetall wird industriell häufig verwendet. In Pflanzen und Tieren gefunden. Blautopas · Edeltopas	wichtiges Spurenelement, als Stannum ein bedeutendes Mittel der Homöopathie. Es steuert die Zusammenarbeit zwischen Zunge und Leber und die Funktionsweise der Geschmacksempfindungen

Mineralstoffe	in der Natur	im Körper
51. Antimon (Sb)	eine nichtmetallische Modifikation befindet sich im Boden, in Pflanzen und Tieren. Es ist dem Arsen sehr ähnlich	wird in den Tropen zu therapeutischen Zwecken eingesetzt. Es aktiviert die Funktionsweise biochemischer Vorgänge
52. Tellur (Te)	ein Halbmetall mit Übergang zu den Nichtmetallen. Es hat metallische und nichtmetallische Eigenschaften. Vorkommen in Pflanzen und Tier. Es verhält sich ähnlich wie Schwefel und Selen	die Forschungsarbeiten sind noch nicht abgeschlossen
53. Jod (J)	Hauptvorkommen im Meersalz, Meeresfischen und Algen, Pflanzen und in der Erde. Koralle · Magnum · versteinerte Muscheln · Perle · Turritella	Motor des Stoffwechsels mit einem täglichen Bedarf von 0.1 bis 0.2 mg, das die Schilddrüsenfunktion unterstützt, mit antiseptischer, entzündungshemmender und bakterizider Wirkung. Es wird zur Bildung von kraftvollem Haar benötigt. Fördert geistige Entwicklung. Medizinische Verwendung zur Untersuchung der Schilddrüse
54. Xenon (X)	Edelgas, für Tageslicht-Leuchtstofflampen verwendet	die Forschungsarbeiten sind noch nicht abgeschlossen
55. Cäsium (Cs)	ein Alkalimetall, Cäsiumlauge ist die stärkste Base. Wird in ultragenauen Atomuhren, Photozellen, Raketenantrieben und Infrarot-Nachtsichtgeräten verwendet. Nur sehr gering vorhanden im Meerwasser	die Forschungsarbeiten sind noch nicht abgeschlossen

Mineralstoffe	in der Natur	im Körper
56. Barium (Ba)	ist ein zweiwertiges Erdalkalimetall. Barium-verbindungen werden als Zündmittel, als Pigmente in der Papier- und Foto-Industrie und für viele andere technische Zwecke gebraucht. Weit verbreitet in Pflanzen und Tieren. Es lagert sich bei Wirbeltieren hauptsächlich in den Lungen ab	Bariumsulfat wird als Kontrastmittel bei Röntgendurchleuchtungen verwendet. Die Forschungsarbeiten sind noch nicht abgeschlossen
57. Lanthan (La)	geringe Mengen in Metallerzen vorhanden	die Forschungsarbeiten sind noch nicht abgeschlossen
58. bis 71. Lanthaniden Cer (Ce), Praseodym (Pr), Neodym (Nd), Promethium (Pm), Samarium (Sm), Europium (Eu), Gadolinium (Gd), Terbium (Tb), Dysprosium (Dy), Holmium (Ho), Erbium (Er), Thulium (Tm), Ytterbium (Yb), Cassiopeium (Cp)	geringe Mengen in Metallerzen vorhanden	die Forschungsarbeiten sind noch nicht abgeschlossen
72. bis 77. Hafnium (Hf), Tantal (Ta), Wolfram (W), Rhenium (Re), Osmium (Os), Iridium (Ir)	geringe Mengen in Metallerzen vorhanden	die Forschungsarbeiten sind noch nicht abgeschlossen

Mineralstoffe	in der Natur	im Körper
78. Platin (Pt)	weisses Metall. Das spezifische Gewicht ist doppelt so gross wie das von Blei. Verwendung zu Schmuck, in der Chemie und der Elektrotechnik. Charoit	hat Einwirkung auf das geistige Leben. Balanciert die weiblichen und männlichen Sexualbedürfnisse
79. Gold (Au)	begehrtestes Edelmetall, sehr weich und dehnbar. Vorkommen im Ural, Südafrika, Nordamerika, Brasilien und Australien. Vorkommen meist gediegen in Form von Körnern. Verwendung in der Technik. Feingold ist frei von Bakterien	wird in der Zahnheilkunde verwendet. Es stärkt das Immunsystem und die Abwehrfähigkeit des Körpers. Es beruhigt die Nerven und fördert die Fröhlichkeit. Wichtiges Spurenelement
80. Quecksilber (Hg)	flüssiges Metall, die Legierungen heissen Amalgame. In geringen Mengen in Pflanzen und Tieren verbreitet	durch den Säure-Basen-Haushalt, in Hochpotenz aus dem Mineral gelöst, birgt Rettendes in sich. Wirkt auf die Lymphgefässe – Drüsen, stärkt das Immunsystem, ob Atmung, Verdauung, Venen, Ohren, Nasen, Hals, Mund, Lungen und Nieren. Die Forschungsarbeiten sind noch nicht abgeschlossen
81. Thallium (Tl)	sehr seltenes Schwermetall. Wird für Quecksilberlegierungen in Tiefsttemperaturthermometern verwendet. Thallium gilt als extrem giftig; industrielle Verwendung in Rattengift und Ameisenbekämpfungs-	Anwendung in der Homöopathie. Die Forschungsarbeiten sind noch nicht abgeschlossen

Mineralstoffe	in der Natur	im Körper
	mitteln. In sehr geringen Mengen in Tieren und Pflanzen enthalten	
82. Blei (Pb)	Schwermetall, in Tieren und Pflanzen enthalten. Wird von altersher vielfältig angewandt für Lötungen, Röhren, Akkumulatoren u.v.m.	als "plumbum" vielseitige Anwendung in der Homöopathie. Die Forschungsarbeiten sind noch nicht abgeschlossen
83. Wismuth (Bi)	silberweiss, undurchsichtiges, schweres, glänzendes Metall. Es wird als Schwefelverbindung in der Erdkruste gefunden	unterstützt die Funktionsweise des Magens und ist ebenso für die Verdauung psychischer Eindrücke mitverantwortlich. Lässt Geschehenes leichter verarbeiten. Verbindungen wirken absorbierend. Therapeutischer Einsatz in der Medizin
84. Polonium (Po)	ein radioaktives Element, das 1898 von Pierre und Marie Curie entdeckt wurde. Es ähnelt dem Silber. Technische Verwendung zur Beseitigung elektrostatischer Aufladungen, z.B. in Fotolabors	die Forschungsarbeiten sind noch nicht abgeschlossen
85. Astatine (At)	geringe Mengen in Metallerzen vorhanden	die Forschungsarbeiten sind noch nicht abgeschlossen
86. Radon (Rn)	ein radioaktives Edelgas das beim Zerfall von Uran entsteht. Man findet es in Thermalquellen und in Heilschlamm	Therapeutischer Einsatz in der Medizin

Mineralstoffe	in der Natur	im Körper
87. Francium (Fr)	geringe Mengen in Metallerzen vorhanden. Das radioaktive Alkalimetall wurde erst 1939 isoliert	die Forschungsarbeiten sind noch nicht abgeschlossen
88. Radium (Ra)	das wichtigste der natürlichen radioaktiven Elemente. Es ist ein silberglänzendes Erdalkalimetall	Therapeutischer Einsatz in der Medizin
89. Actinium (Ac)	geringe Mengen in Metallerzen vorhanden. Seine Bedeutung ist noch kaum erforscht	die Forschungsarbeiten sind noch nicht abgeschlossen
90. bis 103 Actiniden Thorium (Th), Protactinium (Pa), Uran (U), Neptunium (Np), Plutonium (Pu), Americium (Am), Curium (Cm), Berkelium (Bk), Californium (Cf), Einsteinium (Es), Fermium (Fm), Mendelevium (Md), Nobelium (No), Lawrencium (Law)	sind die stärksten radioaktiven Elemente. Bei unsachgemässer Handhabung für die Natur und alles Leben ungesund	
104. bis 106. Unnilquadium, Unnilpentium, Unnilhexium	Elemente extrem instabil, doch berechnet	

Das Periodensystem der Elemente
Alphabetisch geordnet mit den entsprechenden Ordnungszahlen

Periodensystem der Elemente nach Chemical and Engineering News, 63 (1985) [LA1]

Legende:
- Ordnungszahl → 17
- Symbol → Cl
- Molare Masse → 35.453
- Oxidationszahl: +1 +5 +7 −1
- Elektronenkonfiguration der rechts angegebenen Schalen: 2-8-7
- Metalle | Nichtmetalle
- Schale

Farbe:
- orange — alle Isotope radioaktiv; Zahlen in Klammern beziehen sich auf das stabilste Element
- grün — gasförmig bei $T^{\ominus}$, $p^{\ominus}$
- blau — flüssig bei $T^{\ominus}$, $p^{\ominus}$
- weiß — fest bei $T^{\ominus}$, $p^{\ominus}$

Periodensystem (Ordnungszahl und Symbol nach Gruppe und Periode)

Periode	1	2	3	4	5	6	7	8	9	10	11	12	13	14	15	16	17	18	Schale
1	1 H																	2 He	K
2	3 Li	4 Be											5 B	6 C	7 N	8 O	9 F	10 Ne	K-L
3	11 Na	12 Mg											13 Al	14 Si	15 P	16 S	17 Cl	18 Ar	K-L-M
4	19 K	20 Ca	21 Sc	22 Ti	23 V	24 Cr	25 Mn	26 Fe	27 Co	28 Ni	29 Cu	30 Zn	31 Ga	32 Ge	33 As	34 Se	35 Br	36 Kr	-L-M-N
5	37 Rb	38 Sr	39 Y	40 Zr	41 Nb	42 Mo	43 Tc	44 Ru	45 Rh	46 Pd	47 Ag	48 Cd	49 In	50 Sn	51 Sb	52 Te	53 I	54 Xe	-M-N-O
6	55 Cs	56 Ba	57* La	72 Hf	73 Ta	74 W	75 Re	76 Os	77 Ir	78 Pt	79 Au	80 Hg	81 Tl	82 Pb	83 Bi	84 Po	85 At	86 Rn	-N-O-P
7	87 Fr	88 Ra	89** Ac	104 Unq	105 Unp	106 Unh	107 Uns												-O-P-Q

* Lanthanoide	58 Ce	59 Pr	60 Nd	61 Pm	62 Sm	63 Eu	64 Gd	65 Tb	66 Dy	67 Ho	68 Er	69 Tm	70 Yb	71 Lu
** Actinoide	90 Th	91 Pa	92 U	93 Np	94 Pu	95 Am	96 Cm	97 Bk	98 Cf	99 Es	100 Fm	101 Md	102 No	103 Lr

Alphabetische Liste der Elemente

Element	Ordnungszahl	Element	Ordnungszahl
Actinium	89	Curium	96
Aluminium	13	Dysprosium	66
Americium	95	Einsteinium	99
Antimon	51	Eisen	26
Argon	18	Erbium	68
Arsen	33	Europium	63
Astatine	85	Fermium	100
Barium	56	Fluor	9
Berkelium	97	Francium	87
Beryllium	4	Gadolinium	64
Blei	82	Gallium	31
Bor	5	Germanium	32
Brom	35	Gold	79
Cadmium	48	Hafnium	72
Cäsium	55	Helium	2
Calcium	20	Holmium	67
Californium	98	Indium	49
Cer	58	Iridium	77
Chlor	17		
Chrom	24		

Element	Ordnungszahl	Element	Ordnungszahl
Jod	53	Osmium	76
Kalium	19	Palladium	46
Kobalt	27	Phosphor	15
Kohlenstoff	6	Platin	78
Krypton	36	Plutonium	94
Kupfer	29	Polonium	84
Lanthan	57	Praseodym	59
Lawrencium	103	Promethium	61
Lithium	3	Protactinium	91
Lutetium	71	Quecksilber	80
Magnesium	12	Radium	88
Mangan	25	Radon	86
Mendelevium	101	Rhenium	75
Molybdän	42	Rhodium	45
Natrium	11	Rubidium	37
Neodym	60	Ruthenium	44
Neon	10	Samarium	62
Neptunium	93	Sauerstoff	8
Nickel	28	Scandium	21
Niobium	41	Schwefel	16
Nobelium	102	Selen	34
		Silber	47
		Silicium	14
		Stickstoff	7
		Strontium	38

Element	Ordnungszahl
Tantal	73
Technetium	43
Tellur	52
Terbium	65
Thallium	81
Thorium	90
Thulium	69
Titan	22
Uran	92
Unnilquadium	104
Unnilpentium	105
Unnilhexium	106
Vanadium	23
Wasserstoff	1
Wismut	83
Wolfram	74
Xenon	54
Ytterbium	70
Yttrium	39
Zink	30
Zinn	50
Zirkonium	40

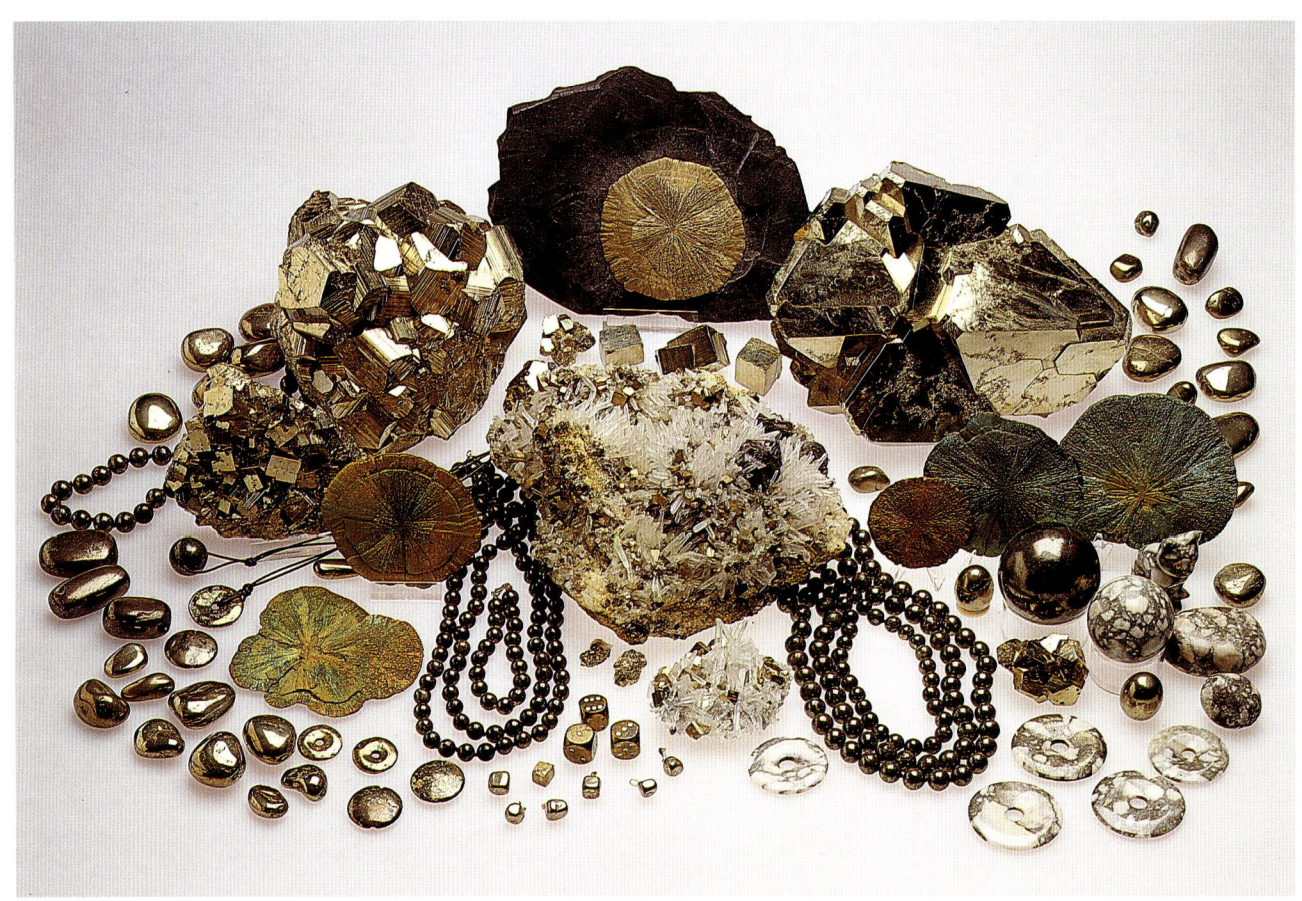

Auflegen und Tragen

Im Reich der Mineralien – Ur-Quell der Schöpfung - ist göttliche Energie, ist universale Lebenskraft, die sanft durch Tragen, Auflegen und In-den-Händen-halten an uns übertragen wird. Edle Steine wirken mit ihren Schwingungen auf der seelischen, geistigen und körperlichen Ebene unseres Seins. Sie fördern das Selbstvertrauen, die Kreativität und die Selbstheilungskräfte, unterstützen in Schule, Beruf und Freizeit. Sie schützen auf Reisen, Strasse und im Sport. Sie stärken uns im Alltagsgeschehen, bauen Vitalität, Selbstwertgefühl, Liebesfähigkeit auf – und immer weiter so, steht diese einzigartige Ur-Energie für alles Sein zur Nutzung frei.

Um das mineralogische Wirkungsfeld im therapeutischen Bereich zu verdeutlichen, darf man Kurbäder, Schwefelbäder und Schlammbäder nicht ausser acht lassen. Vulkanisches Geschehen erhitzt das Erdreich, es bildet sich Wasserdampf, der mit Mineralien gesättigt nach oben treibt. Damit können Menschen Wohlbefinden und Gesundheitsförderung erzielen.

Eine weitere der zahlreichen Möglichkeiten ist das unmittelbare Auflegen von Cabochons, Stäben, Scheiben, Herzen, Plättchen, Pyramiden, Naturspitzen, Doppelender, Sonnen, Oktaeder, Trommelsteinen u.a. zur Nutzung dieser Ur-Energie. Man kann damit an jedem Ort und zu jeder Zeit heilbehandeln, meditieren, beten, entspannen, ausruhen und vom Mittagsschläfchen bis zum Tiefschlaf die kräftigende, gesundheitsfördernde Wirkung erfahren. Auch während der Nacht kann man Handschmeichler, Eier, Kugeln ja sogar Ketten auflegen und halten.

Beispielsweise Bernstein an Fuss- und Handgelenken oder zwei längere Ketten aneinander um den Bauch gehängt, haben schon in vielen Fällen auf so „unerklärliche" Weise Abhilfe geschaffen und sogar schon Heilung erzeugt. Vorab den Kleinkindern beim Wachsen und Zahnen, sowohl dem Bestreben gesund zu werden zu Hause als auch im Altersheim und im Krankenhaus, hilft kraftvoll und auf liebliche Weise, echter Bernstein zusammen mit einem lichtvollen Bergkristall stärkend aus. Wer auch immer mit

Bettsocken schläft, kann sich mit Mahagoni-, Schneeflockenobsidian, Rosenquarz und Hämatit eines herrlich tiefen Schlafes mit warmen Füssen erfreuen, und so gibt es noch viele wundersame Steinkompositionen – Was soll denn das schon wieder sein? Aber bitte nur weiterlesen, oder sind die Energiezentren mit den Farben und der Einteilung nach Tonleiter schon wieder vergessen? In solchen Situationen eben, schafft der Sodalith doch so manches –

Also zur Musik zurück. Durch das Zusammenstellen verschiedener Farbsteine bringt man ihre unterschiedlichen Schwingungsfrequenzen in Resonanz, gleich wie beim Musizieren. Diese zum Teil sehr lebhaften Ultra-Vibrationen wirken sich "Heilkraft im Körper verschaffend" auf alles, sowohl auf Zellen, Haut, Organe, Zähne, Skelett, Nägel und Haare als auch auf die feinstofflichen Körperebenen aus. Aber auch mit hautfreundlichem Pflaster den jeweilig zugeordneten Edelstein an betroffener oder empfohlener Körperstelle aufkleben, bringt so manches wieder in Schwung und zu neuem Leben.

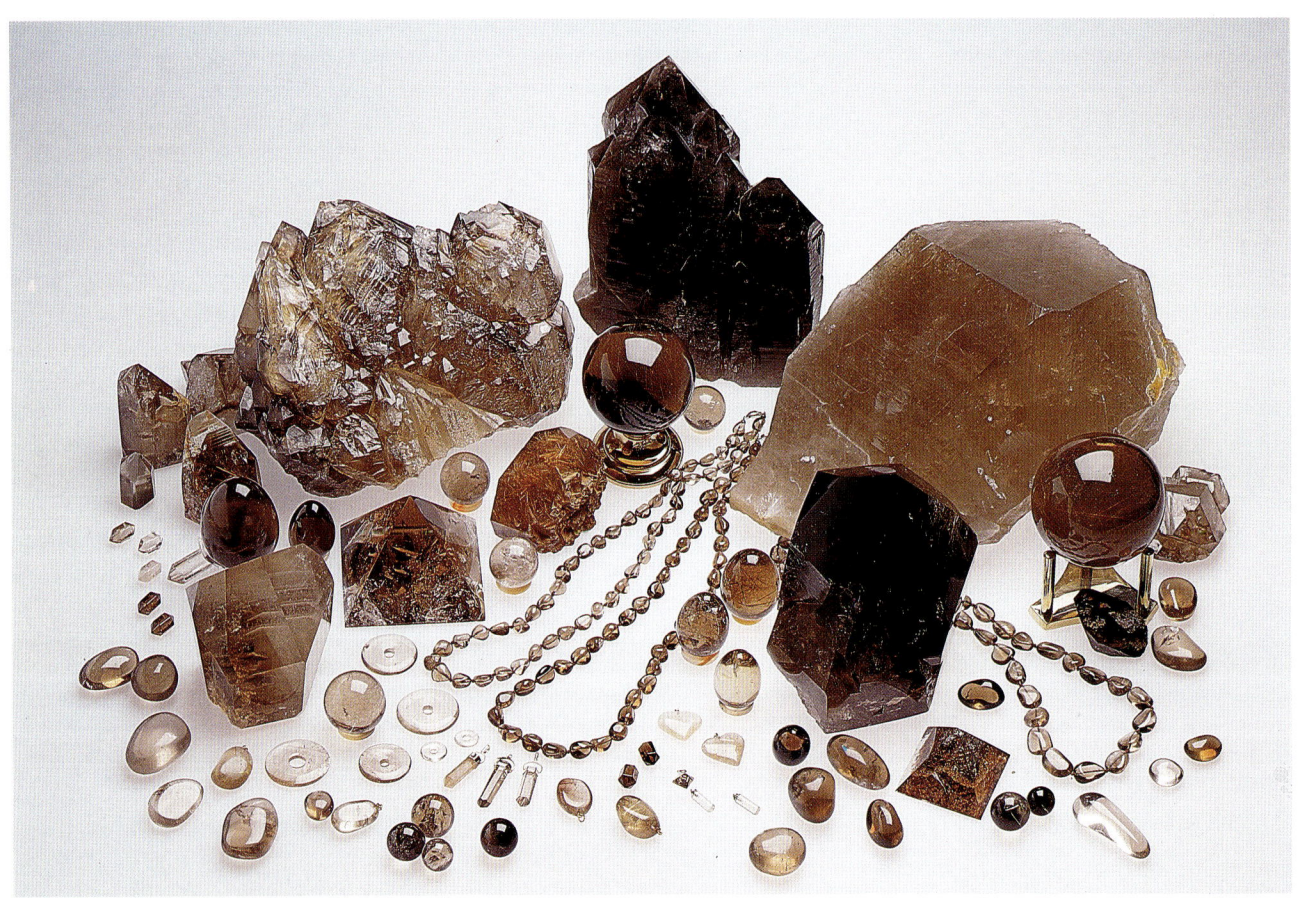

Durch direkten Kontakt mit der Haut entsteht eine Resonanz, wodurch ein biosynthetischer Prozess stattfindet. (Der sich im Ungleichgewicht befindende Säure-Basen-Haushalt des Körpers kann so die entsprechenden Mineralstoffe aus dem Stein lösen und Aus-dem-Körper-Gelöstes an den Stein abgeben.)

Diese Reaktionen können auf den Kontaktflächen von Haut und Stein beobachtet werden. Aus diesem und folgendem Grunde ist eine Reinigung und Aktivierung vor oder noch vorteilhafter nach jedem Einsatz unumgänglich.

Weil eben die Steine vorab als Kondensatoren wirken und wie Computer auf ihre Speicherung keinen Einfluss nehmen können, bleibt die Entscheidung, ob stattgefundene Programmierungen für einen nächsten Einsatz von Nutzen sind oder nicht, bei jedem Benützer, Behandler oder Verkäufer selbst. Also würde der in einer solchen Situation betroffene Körper zuerst wieder das lösen und aufnehmen, was er beim letzten Mal an die Steine abgegeben hat. Dies beeinflusst und hemmt zumindest nur unnötig das Heilgeschehen und Wohlbefinden.

Jetzt wissen wir also, dass jeder Stein ein Schwingungsträger und Informationsspeicher aller Resonanzen ist. Sobald man diese ins unmittelbare Geschehen miteinbezieht, werden die persönlichen Daten und die dabei entstandenen Resonanzen resorbiert oder reflektiert. Was aber auf keinen Fall ausser acht gelassen werden darf, sind die Lichtschwingungspotentiale der Steine selbst.

Mit jeder Fremdbeeinflussung werden demnach ihrer Natur entsprechend Programme absorbiert oder strahlen all dies wie Reflektoren zu seinem Träger und ins Umfeld zurück. Je mehr Kontakte mit Händen und Hälsen, desto programmreicher die Steine dann eben auch sind, umso intensiver und zeitaufwendiger das Prozedere der Neutralisation und der eigen Programmierung wird. Auch hierbei gilt die Faustregel, dass alle Steine, egal in welcher Form oder Farbe, ob erhalten, gekauft oder als Geschenk bekommen, immer sich selbst und den Edelsteinen zuliebe zuerst zu reinigen und zu aktivieren sind.

Als weitere Möglichkeit zur heilsamen Beeinflussung und Förderung der Wün-

sche und Zielsetzungen haben sich wegen ihrer einfachen Handhabung bezüglich auch der Reinigung und Aktivierung, Handschmeichler in den Hosen-, Kittel-, Jacken-, Mäntel-, in den Blusen- und Hemdentaschen bestens für jung und alt im Alltagsleben bewährt. Für die schicke, attraktive, elegante, mütterliche, geschäftstüchtige, koch- und putzfreudige und destotrotz verehrte, geehrte, begehrte Frau und für alles noch nicht Erwähnte sei hier an dieser Stelle den Mannen selbst mit den nächsten Edelstein-Geschenken dieser liebsten Frau bedacht. Die Männer selbst in Amt und Würde, ob Fabrik-, Bauarbeiter oder Schornstein-, Strassenfeger, Maler, Schreiner, Elektroniker, jedem tun die Steine gut.

Ob getragen als Ketten, Bruststeine, Anhänger oder Armbänder, jedermann wird sich alsbald fragen, warum diese tollen Sachen nicht schon früher Geschichten machten.

Guten Tag Herr Meier, wie geht es ihnen heute? Sehr gut Herr Direktor, ich bin dank ihrer zu meiner Be-Förderung geschenkten Gesundheitskette vom Schmerz befreit. Und der Kopf von der

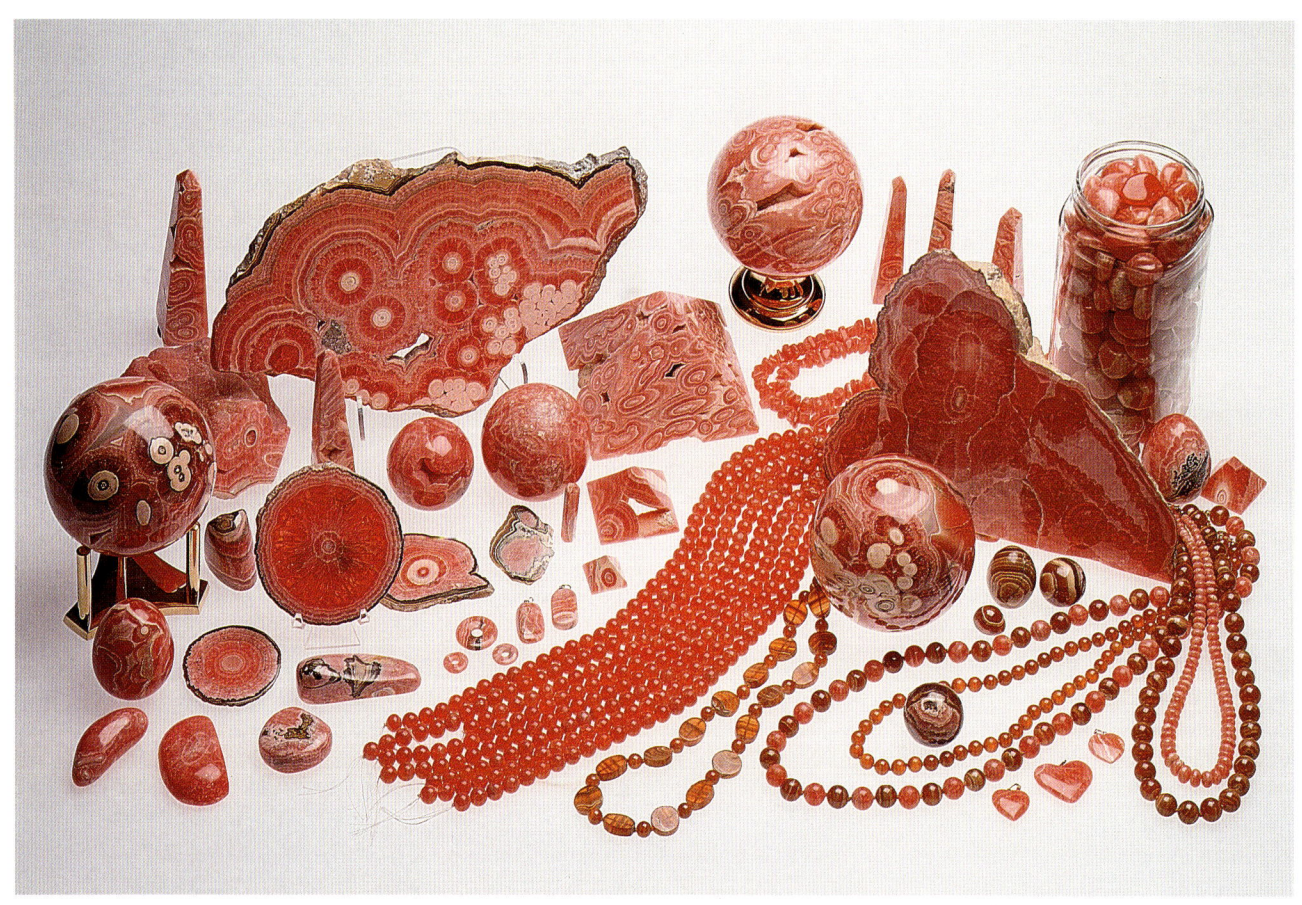

Frau Müller ist seit Tagen durch das Tragen eines Apatits im BH frei und klar. Selbst der Moritz, Nachbarsbub, hat es mit Sodalith, Rhodonit und Rutilquarz in der Schule und mit Atmen wieder gut. Mit pfundigem Rosenquarz unter dem Bett schlafen Tante und Onkel wieder tief und fest.

Beim Kauf von Edelsteinketten ist immer die Länge der Zweckdienlichkeit entsprechend abzustimmen. Da beim Tragen im Halszentrum eine Kette die Wirbelsäule mit dem Rückenmark und all ihren Nervenbahnen umgibt, die ja hier im Nacken am konzentriertesten sind, wird dadurch die Steuerung des gesamten Körpers miteinbezogen. Mit den, der edlen Kette entsprechenden Steinen, den jeweils enthaltenen Mineralstoffen und Spurenelementen und deren schöpfungseigener, innewohnender Heilenergie mit unterschiedlichen Frequenzen, wird dadurch die Selbstheilung im Körper in Gang gesetzt.

Wird zum Beispiel eine Amazonitkugelkette zur Erleichterung der Atmung gekauft, darf diese ruhig bis zu den Lungenflügeln reichen. Wenn eine Leoparden-jaspis - Splitterkette für die Verdauung bestimmt ist, reicht diese eben auch bis zum Solar Plexus und sogar bis zur Grenze des nächsten Energiezentrums. Lavendelquarz-, Dumortierit-, Sugilith-, Chalcedon-, Lapislazuli-, Apatit-, Saphir-, Andenopal-, Charoit-, Türkiskugelketten u. a. lassen sich meistens recht kurz tragen. Anhänger in jeder Form liegen in der Regel im Bereich der Thymusdrüse auf, die den oberen Teil des Herzens bedeckt. Diese Drüse ist im jugendlichen Alter mitverantwortlich für Wachstum und Gefühlsleben. Unterstützt in späteren Jahren hauptsächlich die Steuerung des Immunsystems und die Liebesfähigkeit. Auch hier wiederum werden durch die Schwingungsfrequenzen der jeweiligen Steine eine Unterstützung der Funktionsweise im Herzzentrum erreicht. Liebe ist das allumfassendste Heilmittel der Natur und des Universums, so wie die Steine es auch sind.

Als Faustregel gilt hierbei, sich vorerst grundsätzlich nach dem Farbensystem der Energiezentren – Chakras – zu orientieren, nach der eigenen Intuition und den Gefühlen. Wenn ein Vertrauensverhältnis zu fachkundigen Edelsteinbe-raterinnen und -beratern aufgebaut ist, so empfiehlt es sich, auf diese Beratung einzugehen. Bitte das Herz und den gesunden Menschenverstand miteinbeziehen.

Nun zur Frage, wie oft, wie lange und über welche Zeiträume trägt, hängt und klebt man edle Steine an den Körper? Hierzu wäre der Vergleich mit dem Abnehmen passend. Wieviel weniger und wie lange nicht viel zu essen ist, um ca. 8 kg abzunehmen? . . . Solange bis das Ziel erreicht ist. Ebenso sieht eine Beantwortung der oberen Frage aus . . . Immer so lange wie man das aus vollem Herzen für sich selbst gerne bei und auf sich trägt. Oder man fühlt die Unterstützung der edlen Steine bei Tag und in der Nacht und integriert diese in den Lebensrhythmus. Eventuell sind es auch wünschenswerte Gefühlsbereiche, die bis zum Wandel der Bewusstseinsstruktur erhalten werden sollen, und darüber hinaus . . .

Nähere Informationen in den Kapiteln:
- Formen und ihre geistige Zuordnung
- Erfahrungsdeutung der Farben
- Energiezentren – Chakras
- Reinigung und Aktivierung

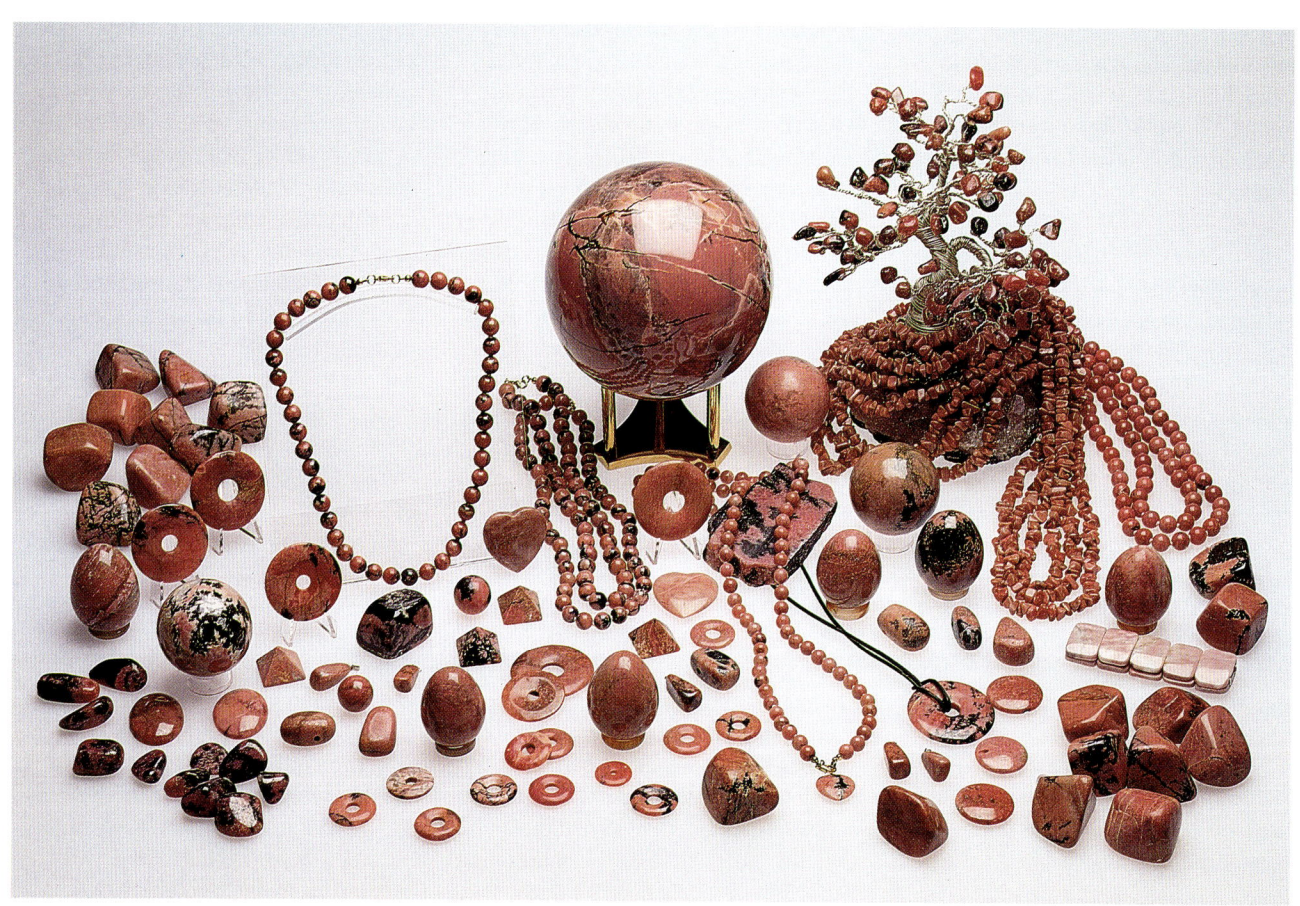

Herstellung von Steinwasser

Wenn man von Steinwasser spricht, ist von Selbstansetzen von eigenem mineralhaltigem Wasser die Rede. Wasser ist der Energieträger und Lieferant Nummer eins, denn es ist wirklich fast in aller organischen Materie enthalten.

Hierzu gibt es folgendes festzuhalten: Das Regenwasser dringt durch die Erde, rinnt auf seinem Weg über Fels und Stein und fliesst durch unterirdische Gänge, Höhlen, Seen und Schluchten, bis es irgendwann als Quelle an die Oberfläche kommt. Quellwasser entnimmt dadurch den jeweils vorhandenen Mineralien die Mineralstoffe und Spurenelemente und ist somit sauer oder basisch geprägt.

Jedes Wasser ist grundsätzlich mineralhaltig, weil es in seinem Kreislauf mit der Materie-Erde unweigerlich in Berührung kommt. Jedoch wird heute durch viele Wasserversorgungsnetze chemisch behandeltes Leitungswasser in unsere Haushaltungen geführt. Dieses Wasser wird gefiltert und mit vielen Zusätzen keimarm und haltbar gemacht. Nun ja, hier fragt man sich, wenn unser Körper

zu ca. 70 Prozent aus Wasser besteht und die allgemeine Auffassung besagt, dass täglich ca. 2 bis 4 Liter Flüssigkeit zu sich genommen werden sollen, wäre da nicht eine Verbesserung der Wasserqualität ein Vorteil. Denn wenn unser Trinkwasser zu stark säurehaltig ist, dann löst es über den Umweg des Blutes den Kalk aus unseren Knochen. Ist das Wasser zu basisch (kalk- und calciumhaltig), gibt es starke Ablagerungen in den Gefässen. Das idealste Trinkwasser ist also nahezu neutral. Dieser Zustand ist mit einer dementsprechenden Zusammenstellung von Steinmischungen, die man dem Trinkwasser beifügt, noch leichter zu erreichen.

Es gibt viele Theorien über die Aufnahme von Mineralien durch unseren Körperhaushalt. Die Geister scheiden sich an der unbewiesenen Behauptung, dass der menschliche Körper nur organische Mineralien aufnehmen könne.

Die logische Schlussfolgerung ist hierzu, dass die Atome eines jeden Minerals das sind, was sie in ihrer Struktur enthalten. Also ist ein Eisenatom im Blut, im Löwenzahn, im Hämatit und im Amboss – Eisen und in seiner kleinsten Auflösung Eisenenergie – und somit ein Ausdruck der göttlichen Schöpfung.

Die Bezeichnungen anorganisch und organisch erscheinen hierbei eher als eine oberflächliche Betrachtungsweise. Denn die Mineralstoffe lassen sich durch das Säure-Basen-Wechselspiel in ihren Atomen aufspalten und neu zusammensetzen.
- im Mineral selbst
- in der Pflanze (biochemische Vorgänge Photosynthese - Katalysator Chlorophyll [Atomkern Magnesium] und Sonnenlicht - Zuckeraufbau)
- im Tier (gleich wie beim Mensch)
- im menschlichen Körper (biochemische Vorgänge - Katalysator Hämoglobin [Atomkern Eisen] und Sonnenlicht - Zitronensäurezyklus - Adenosintriphosphat [Muskelbewegung])

Diese biochemischen Prozesse laufen in allen Teilbereichen der Schöpfung dauernd ab, und die edlen Steine helfen

ROSENQUARZ - LIEBE

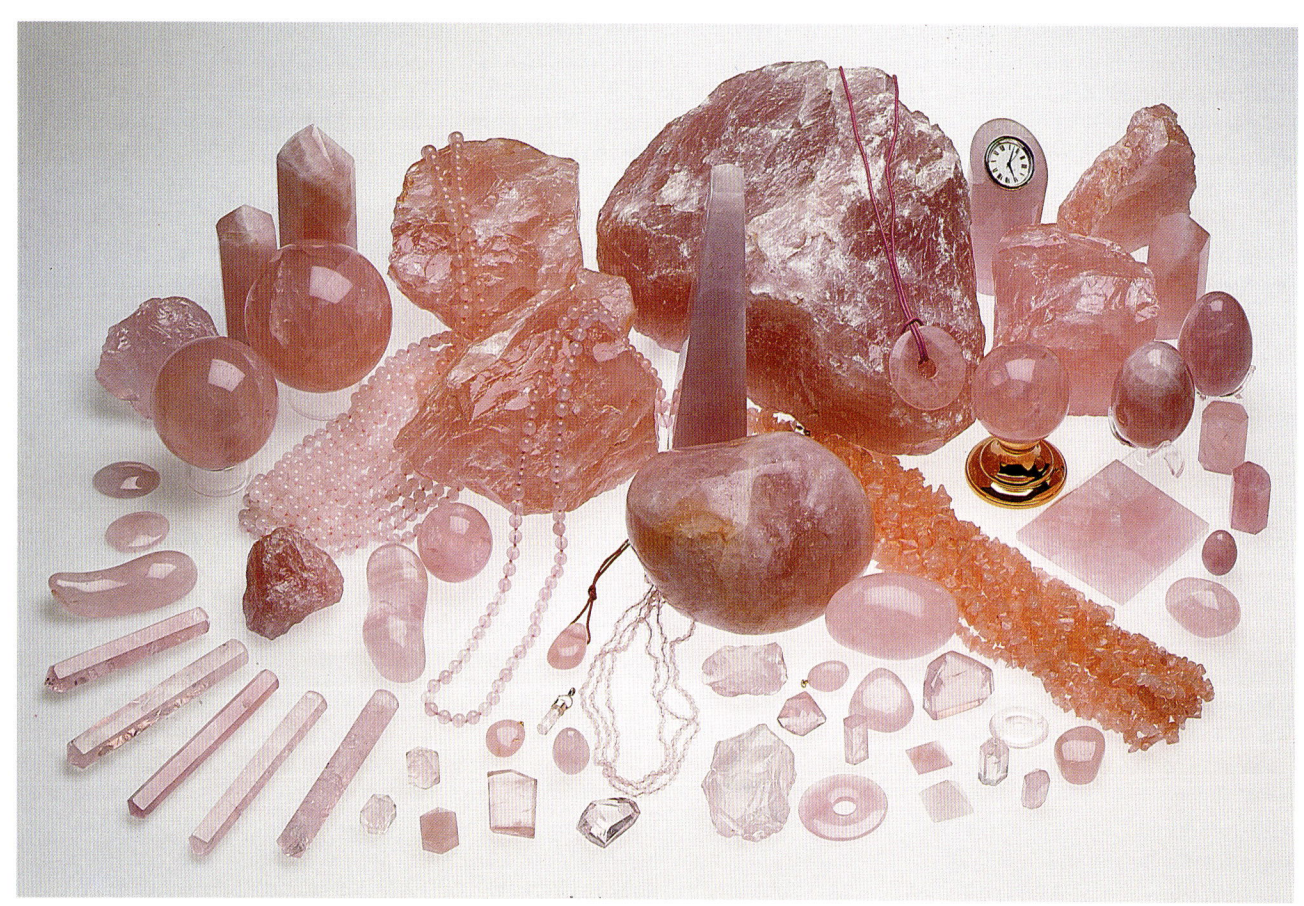

uns dabei, auf der spirituellen Ebene wieder aktiv am Gottesgeschehen teilhaben zu können.

Die Vorstellung eines mit herrlich bunten Edelsteinen gefüllten Wasserkruges auf dem Küchentisch mag alleine schon die Herzen erfreuen. Das Angenehme dieses Stein-Wassers beeindruckt noch so viele mit seiner Frische und Bekömmlichkeit. Die unterstützende Wirkung auf unseren gesamten Organismus steuern je nach Mischung die Energien der Steine selbst.

Beim Ansetzen des persönlichen Steinwassers wird ein 2-3 Liter fassender durchsichtiger Glaskrug mit der entsprechend gut gereinigten, aktivierten und an Sonne und Mond aufgeladenen Stein-Mischung mit kaltem Leitungs- oder stillem Wasser aufgefüllt und ungefähr einen halben Tag stehen gelassen. Fortlaufend trinken und wieder auffüllen. So, etwa sieben Tage lang. Nun die Steine wieder aus dem Krug nehmen, mit fliessendem kalten Wasser gut abwaschen und den Krug heiss und gründlich reinigen.

Die Steine an Mond und Sonne oder an Sonne und Mond ungefähr einen ganzen Tag in Ruhe aktivieren lassen. Die Steine sorgsam in den Krug zurücklegen (Steine und Glas brechen beim Aufschlagen), mit kaltem Wasser wieder auffüllen und am Tag oder bei Nacht zusätzlich mit kosmischen Lichtschwingung aufladen und wie vorher beschrieben trinken, auffüllen und immer wieder nach sieben Tagen den Vorgang von neuem durchführen. Dieses Vorgehen wird, so lange die Steine nach dem Auffüllen noch ein wenig perlen, wiederholt.

Nach Wochen ist eine zweite Mischung bestens zu empfehlen, wenn nicht betreffend der persönlichen Ziele sogar angebracht. Jetzt ist den Steinen der ersten Mischung eine längere Pause zu gönnen, auch Mineralien brauchen Ruhe wie ein guter Wein im Keller. Sie werden dadurch allem Leben länger Gutes bewirken und immer wieder Abwechslung in den Alltag bringen.

Mit der Zeit werden einzelne ausgelaugte Steine ersetzt, wenn einen nicht schon frühzeitig Freude und Verlangen nach eigenen Ergänzungen für die ganz persönliche Note gepackt hat. Informationen, was, wie oder auch wohin mit den Steinen, können in den Kapiteln „Reinigung und Aktivierung" und „Mineralien und Pflanzen" vertieft werden. Im übrigen kann Steinwasser spielend zum Spritzen von Getränken jeder Art, so auch zum Kochen, Backen, für Desserts und ebenso für die persönliche Körperpflege Verwendung finden. Dem Ideenreichtum sind hierbei keine Grenzen gesetzt.

Die Mischungen bestehen hauptsächlich aus Trommelsteinen und werden mit rohbelassenen Mineralien ergänzt.

Zur Grundausstattung gehören rohe Mineralien wie:
Amethystspitze, kleinere Bergkristall-Stufe, Lavendelquarz, Rosenquarz (auskristallisiert)

Empfohlene Mischungen Aktivierungs-Phase:
Aventurin, Bergkristall-Stufe, Chalcedon, Citrin, Granat, Hämatit, Karneol, Magnesit, Rhodonit, Sodalith, Turmalinquarz

Augen – Sehkraft:
Amethyst, Aquamarin, Aventurin, Berg-

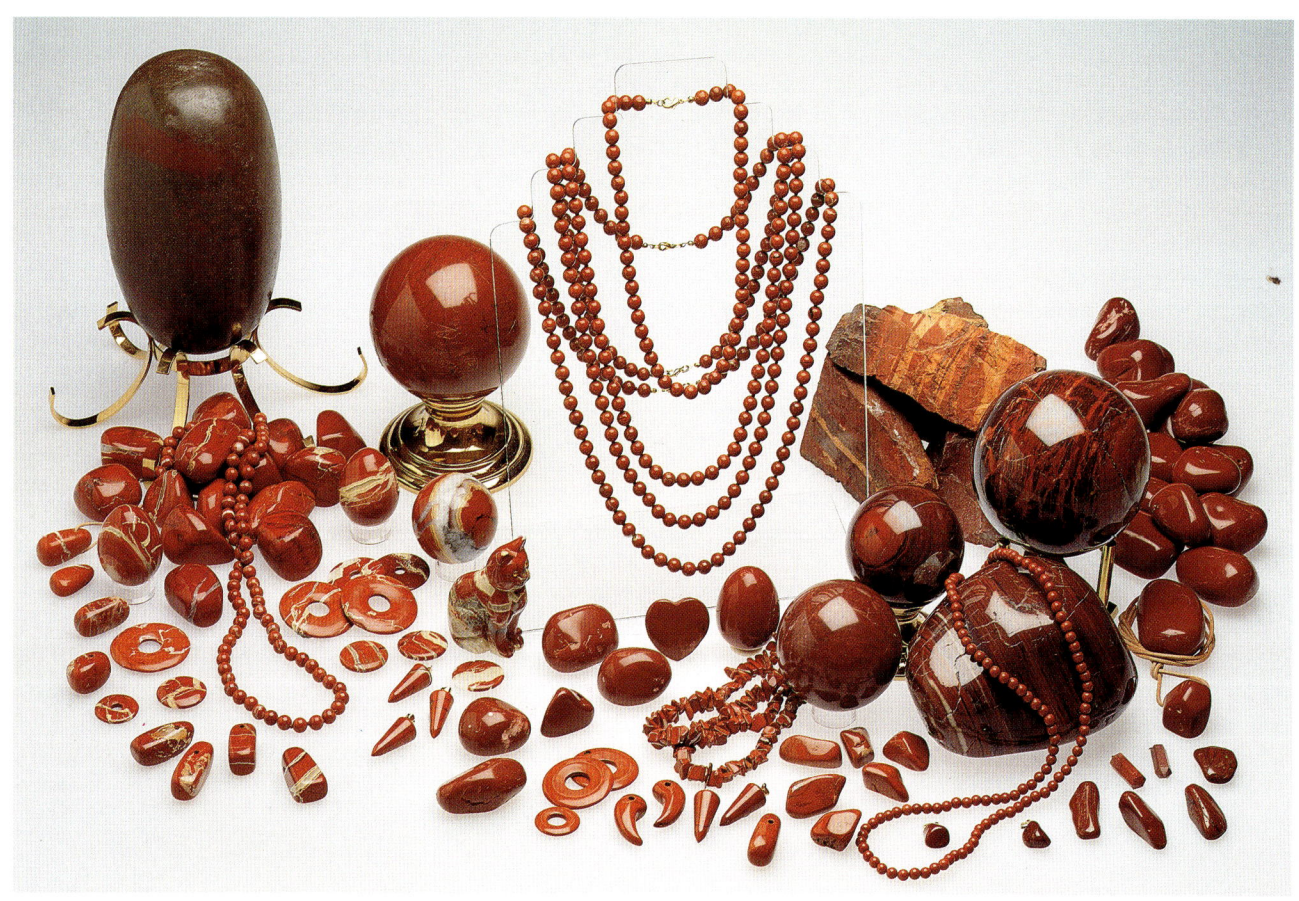

kristall-Stufe, Eisenjaspis, Falkenauge, Lapislazuli, Rhodochrosit, Saphir, Smaragd, Tigerauge

Beanspruchungs-Phase:
Amazonit, Ametrin, Aquamarin, Bergkristall-Stufe, Fluorit, Granat, Orangecalcit, Rosenquarz (auskristallisiert), Rutilquarz, Tigereisen

Rekonvaleszenz-Phase:
Amethyst, Bergkristall-Stufe, Bernstein, Chromaventurin, Dendritenachat, Gelbjaspis, Grüncalcit, Karneol, Magnetit, Rhodochrosit, Rotcalcit, Rotjaspis, Rubin, Smaragd, Sugilith, Verdelith

Schwangerschaft:
Achat, Bergkristall-Stufe, Buntjaspis, Chalcedon, Grüncalcit, Gelbcalcit, Hämatit, Heliotrop, Jade, Lavendelquarz, Mondstein, Rhodochrosit, Sugilith, Weisscalcit

Verdauung:
Bergkristall-Stufe, Bernstein, Gelbjaspis, Gelbcalcit, Holzstein, Hyazinth, Karneol, Mahagoniobsidian, Natur-Citrin, Peridot, Rauchquarz, Rosenquarz (auskristallisiert), Rotjaspis, Turritella

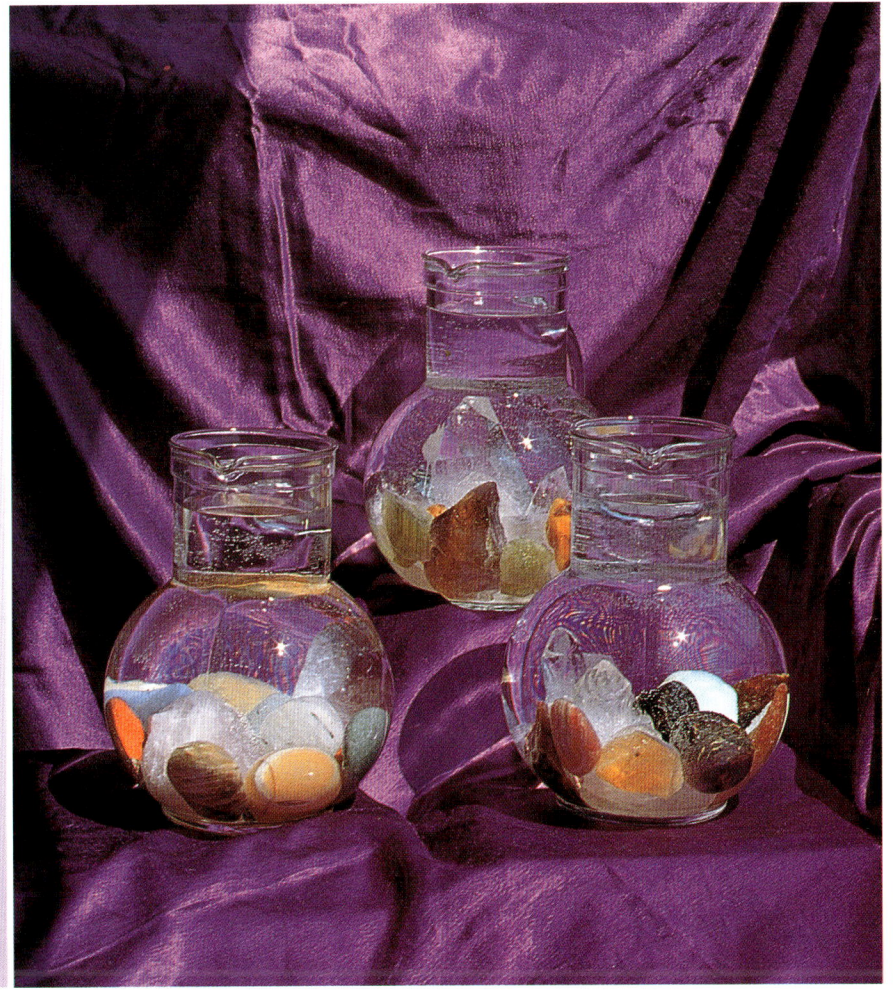

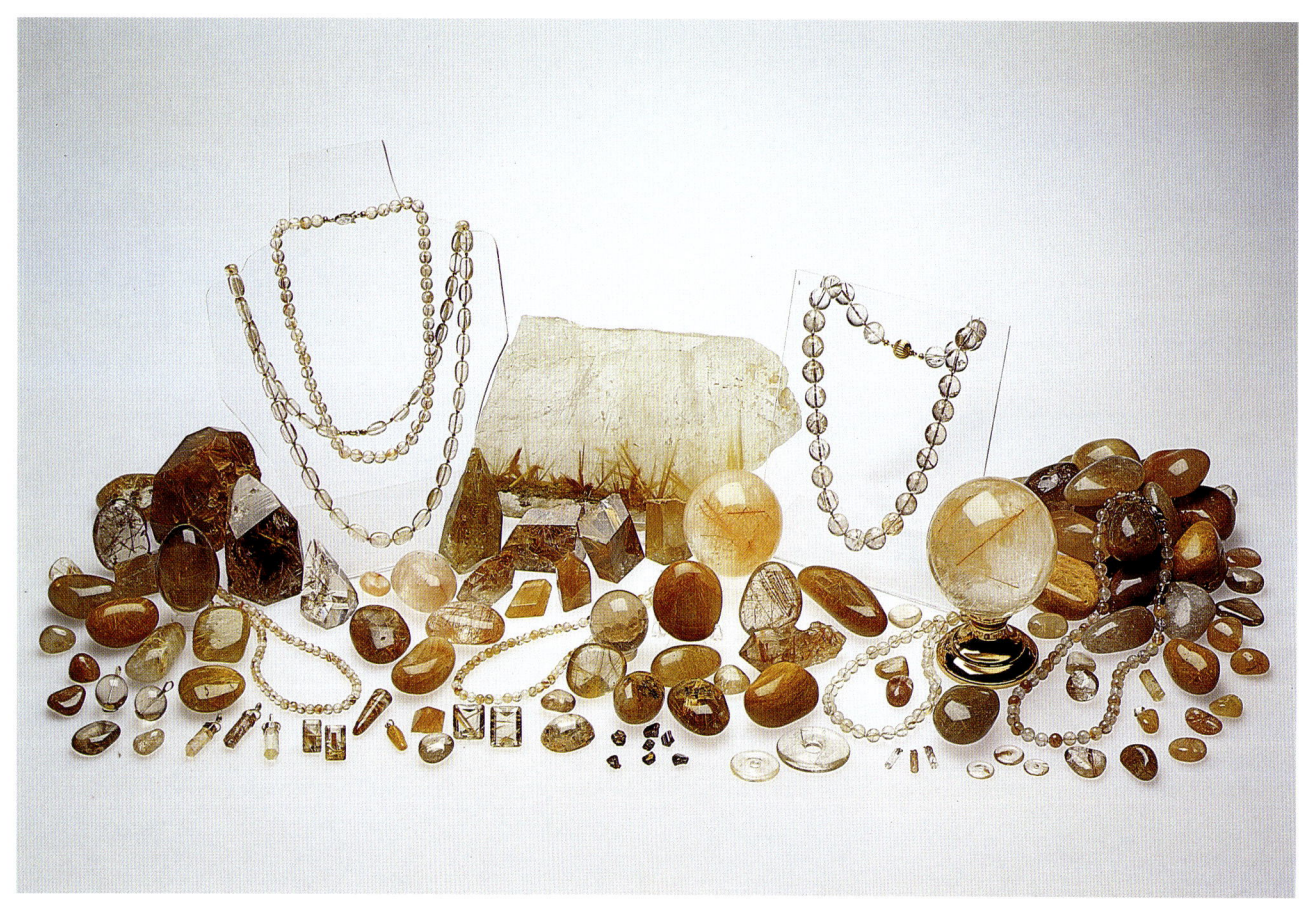

Steine und Bachblüten

Als kleine Orientierung zu diesem Kapitel ist über den Pioniergeist von Dr. med. Edward Bach aus Sotwell, England, folgendes zu erwähnen. Nach dem Verlust seiner geliebten Frau im Jahre 1917 erlitt er einen Blutsturz und fiel danach in ein tiefes Koma. Nach der Operation eines Milz-Tumors mit einer Lebenserwartung von noch maximal drei Monaten, arbeitete er in der verbliebenen Zeit an seinem Lebenswerk, der "Bach-Blüten-Therapie" erfolgreich weiter, bis zu seinem Tod im Jahre 1936.
Er hat anhand des Gesundungsprozesses bei seinen Patienten, die Heilkraft der von ihm ausgewählten 38 Heilpflanzen nachgewiesen. Aufgrund der Analyse einer jeder Schicksalsgeschichte konnte er die Zuordnung von Heilpflanzen zu entsprechenden Wirkungsspektren perfektionieren, so dass er zu jedem persönlichen Erscheinungsbild den idealen Genesungsplan mit Hilfe der Heilpflanzen erarbeiten, dokumentieren und auch verifizieren konnte.

Edelstein-Bachblüten-Essenzen bewirken ausschliesslich im ätherisch seelischen Bereich, in unübertroffener Feinheit, eine Harmonisierung des Bewusstseinzustandes. Mit dieser liebevollen Komplettierung wird in jeder individuellen Persönlichkeit eine umfassende, feinstoffliche, spirituelle Energieschwingung freigesetzt. Durch das Auflegen und Tragen von Edelsteinen direkt auf der Haut, entsteht in Zusammenwirkung mit den Blütenseelen eine Bio-Synthese, die im Körper einen Heilungsprozess auslösen kann.

Damit die Anwendung leichter fällt, sind die Bachblüten und die Edelsteine nach den zu erstrebenden positiven Entsprechungen (Charakterziele) ausgerichtet. Hierbei wird zwischen Tragen im Alltag und Auflegen während der Nacht (auch tagsüber beim Liegen und Meditieren) unterschieden.

Steinwasser-Basismischung zum Verdünnen und Trinken

(Empfehlungs-Beispiel)
Kleinere Bergkristall-Stufe, auskristallisierter Rosenquarz, je ein Rohstück Ametrin und Bernstein. (Siehe Kapitel „Herstellung von Steinwasser")

Faustregeln zur Gesundheitsvorsorge, Förderung und für Eventualitäten: Bachblüten setzt man ein, bis eine Mischung im Fläschchen leer ist, oder je nach Situation über eine Zeit von ca. 2 bis 3 Wochen. Anschliessend pausiert man ca. 10 Tage, um das ganze wirken zu lassen und entscheidet am eigenen Wohlbefinden über eine Wiederholung. Je nach Bedürfnis kann man damit auch mit einer anderen Entsprechung (Mischung) jeder Zeit wieder beginnen.

Zur Herstellung einer Edelstein Bachblütenmischung gibt man von der ersten der passenden Entsprechung, mit Nummer und Namen bezeichneten Bachblütenkonzentrat als Hauptbestandteil, 5 Tropfen mit Hilfe der dazugehörigen Pipette in ein Fläschchen (eigens dafür erhältlich). Danach gibt man von den nur mit Nummern bezeichneten Zusatzkomponenten je 3 Tropfen hinzu. Anschliessend gibt man die darunter aufgeführten „Edelsteinchen" dazu und füllt das Fläschchen mit der Steinwasser-Basismischung auf. Durch sanftes bewegen mischen.

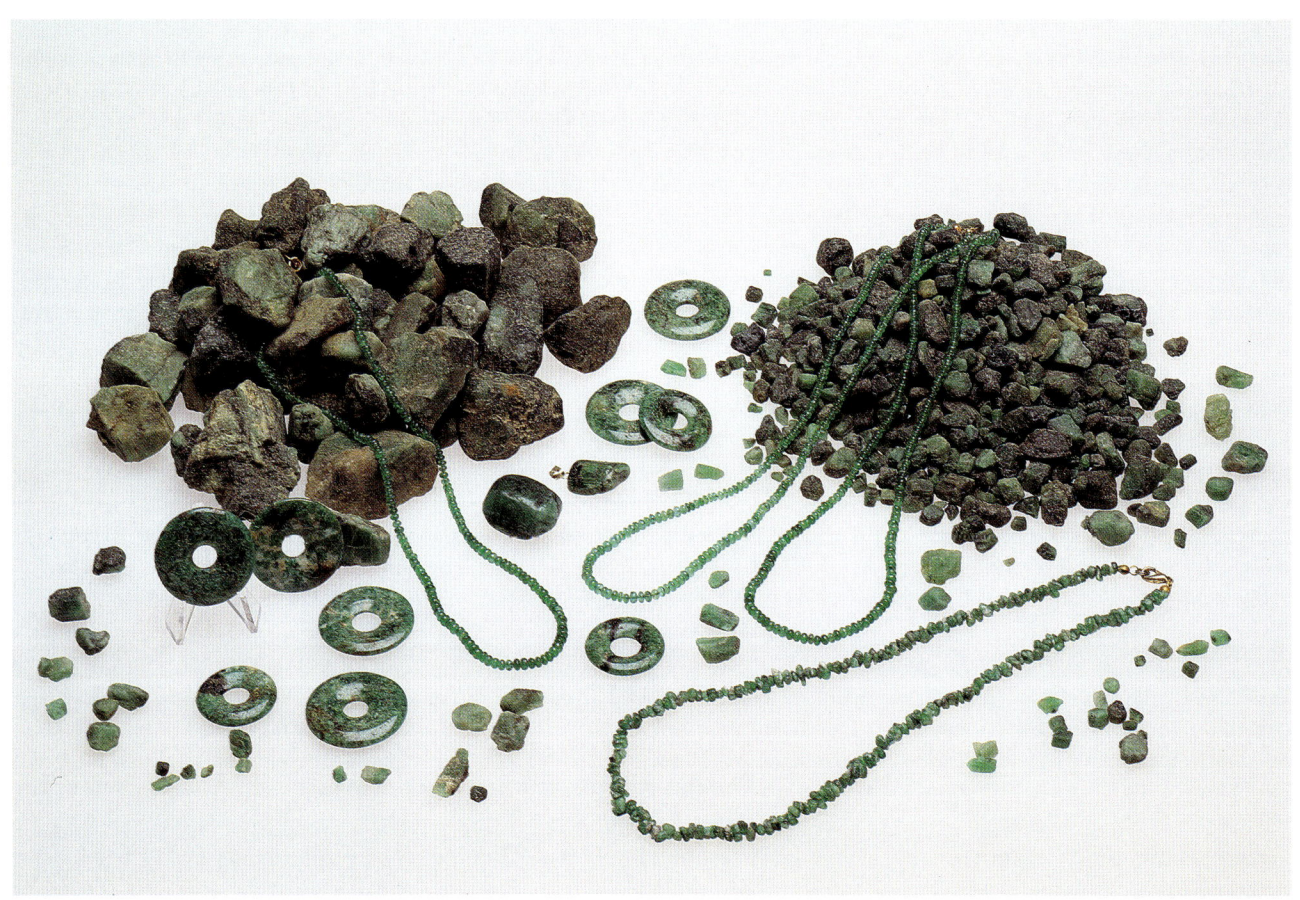

Beispiel Nr. 38:

Zur Erstellung einer Schicksalsmeisterungs-Mischung (Entsprechung) gibt man zuerst 5 Tropfen Willow-Gelbe Weide (Hauptkomponente) in ein Fläschchen. Danach je 3 Tropfen der Zusatzkomponenten Nr. 16, 21+26. Dann kommen die zugeordneten Steinchen Rhodochrosit, Indigolith hinzu und man füllt das ganze mit Steinwasser-Basismischung auf. Zur Einnahme nimmt man mit der Pipette vor jeder Mahlzeit, bis das Fläschchen leer ist, 9 Tropfen unter die Zunge, lässt es einwirken und schluckt es. Während man am Tag zur Unterstützung von Selbstverwirklichung eine Sugilith-Kette und eine Rhodochrosit Pi-Scheibe an längerem Band im Herz-Zentrum auf der Haut trägt, kann man je nachdem den Türkis in Hand, BH oder ebenfalls am Band um den Hals tragen. Durch die Nacht lässt man sich durch einen Indigolith-Trommelstein, der bis man eingeschlafen ist auf der Stirn liegt, eine Rotjaspis-Kugel, am besten zwischen den Beinen oder auch Füssen, und einen Bergkristall-Handschmeichler in der Hand begleiten. (Empfehlung durch Erfahrungen. Man kann aber auch mit zwei oder drei Steinen sehr gutes bewirken.)

Werden Original-Bachblütenkonzentrate unverdünnt verwendet, etwa um einmalige Einnahmen frisch zuzubereiten, empfiehlt sich ein anderes Vorgehen. Man fügt die der Entsprechung zugeordneten „Steinchen" nur dem Fläschchen des Hauptkomponenten (Nr. und Namen) bei. Man gibt jeweils vor dem Essen je 1 Tropfen aller Fläschchen (Hauptkomponente und Zusatzkomponente) einer Entsprechung in ein Glas und verdünnt diese mit 2 dl Steinwasser. Beim Einnehmen kurz im Mund einwirken lassen und schlucken. Wenn es eilt, nimmt man mit der Pipette unverdünnt je Fläschchen 1 Tropfen unter die Zunge und lässt es einwirken.

Im Falle eines Falles wird die Nr. 39 Rescue Remedy – Notfalltropfen verabreicht. Diese Mischung besteht nach der Original-Rezeptur von Dr. Edward Bach aus den folgenden 5 Bachblütenkonzentraten: „Star of Behlehem", „Rock Rose", „Impatiens", „Cherry Plum" und „Clematis". Nr. 39 verabreicht man 4 mal 4 Tropfen, wenn nötig 8 mal 4 Tropfen, wie vorher beschrieben.

Ebenso sind äussere Anwendungen von Edelstein-Bachblütenmischungen wie Wickel, Umschläge, Kompressen hilfreich und ebenso im Badewasser wohltuend. Man kann die Narben mit Rosenquarz-, zur Durchblutungsförderung mit Hämatit- und am ganzen Körper mit Bergkristall-Handschmeichler, auf die man die Tropfen je nach Entsprechung gibt, sanft einmassieren. Dasselbe gilt ebenso für die Nr. 39 Notfallsalbe. In welche man je nach dem, um die Wirkung zu verstärken, die entsprechenden Steine darin einlegt. Hierzu verwendet man ein Porzellan- oder Glasgefäss. (siehe Kapitel Steine und ihre Charakteristiken)

„Den Kräutern sind mächtige Kräfte gegeben, den Steinen die grössten." (Bischof Marbod von Rennes 1035-1123 als Schriftsteller hat er unter anderem Liber Lapidum mit über 60 Edelsteinen geschrieben)

Weitere Informationen sind in den Kapiteln „Tragen und Auflegen", „Reinigung und Aktivierung".

Für persönliche Beratungen, Vorträge, Kurse, Workshops etc. stehen meine Frau und ich Ihnen gerne zur Verfügung.

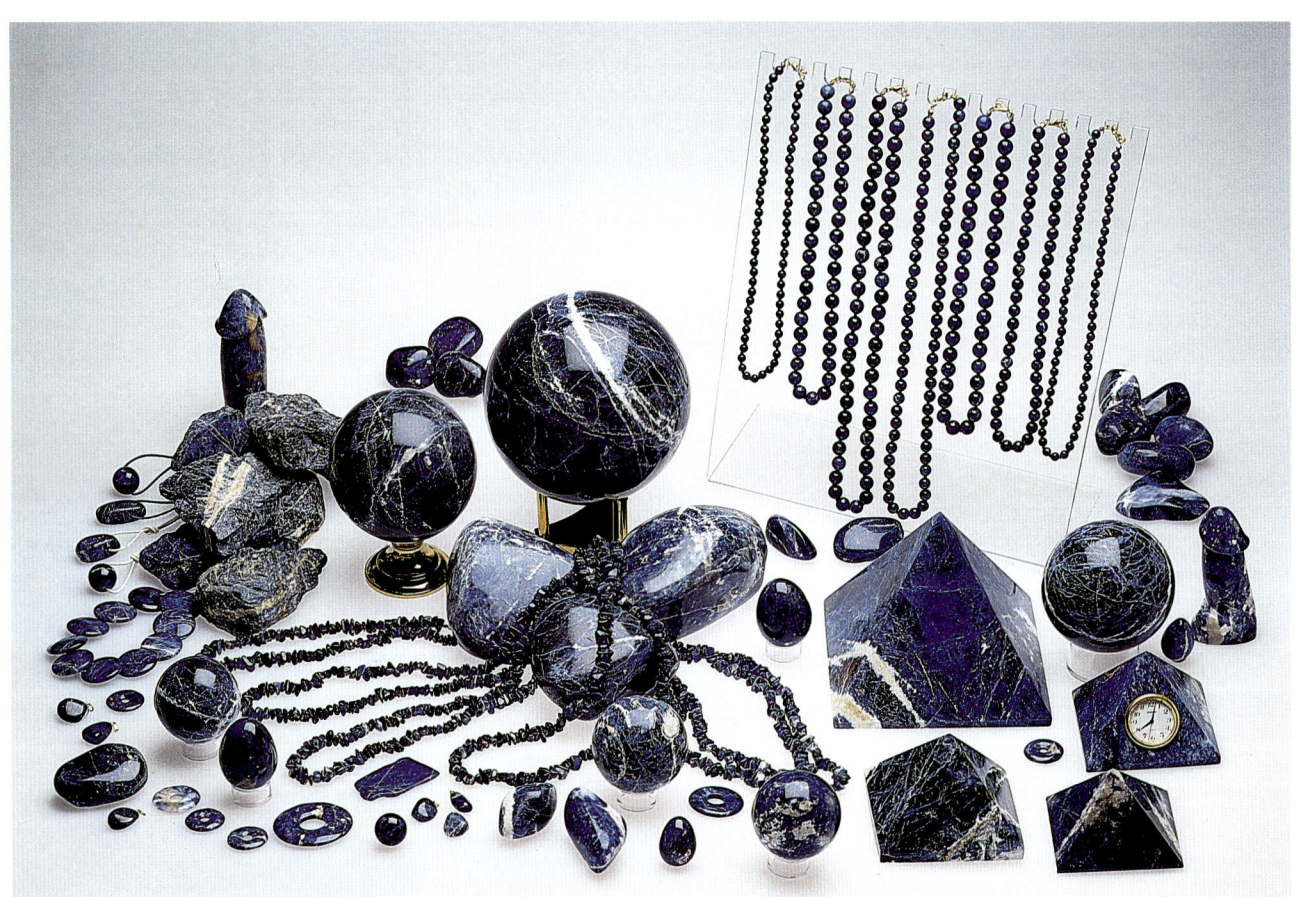

Edelsteinmischung	Tragen	Auflegen
Ehrlich zu sich sein	Offenheit	Selbstbegegnug
Nr. 1 Agrimony – Odermennig	Aquamarin-Kette	Malachit-Handschmeichler
Nr. 2, 5+26	Fluorit	Schörl
Aquamarin, Indigolith	Rhodochrosit-Handschmeichler	Natur-Citrin-Spitze
Sensibilität anerkennen	Selbstverwirklichung	Gottvertrauen
Nr. 2 Aspen – Zitterpappel	Sugilith-Kette	Lapislazuli-Pyramide
Nr. 20, 21+36	Bernstein-Anhänger / Pi	Achat-Ei
Sugilith, Achat	Bergkristall-Naturspitze	Jade-Handschmeichler
Toleranz gewähren lassen	Akzeptanz	Reife
Nr. 3 Beech – Rotbuche	Peridot-Kette	Smaragd Pi-Scheibe
Nr. 14, 18+31	Bergkristall-Anhänger	Amethyst-Kugel
Peridot, Amethyst	Malachit	Tigerauge-Handschmeichler
Selbstbehauptung	Vitalität	Ur-Kraft
Nr. 4 Centaury – Tausendgüldenkraut	Karneol-Kugelkette	Charoit Pi-Scheibe
Nr. 5, 19+30	Chalzedon Pi-Scheibe	Aquamarin-Ei
Karneol, Aquamarin	Ametrin	Schörl
Auf sich hören – Innere Stimme	Entscheidung	Harmonie
Nr. 5 Cerato – Bleiwurz	Turmalinquarz Pi-Scheibe	Lavendelquarz
Nr. 6, 27+33	Sugilith-Kette	Aquamarin
Schörl, Aquamarin	Rauchquarz-Kugel	Azurit-Malachit-Cabachon
Selbstkontrolle	Ur-Kraft	Selbstverwirklichung
Nr. 6 Cherry Plum – Kirschpflaume	Charoit-Kette oder Pi	Sugilith
Nr. 17, 26+35	Indigolith-Anhänger	Bergkristall-Handschmeichler
Indigolith, Sugilith	Bernstein	Aventurin-Kugel

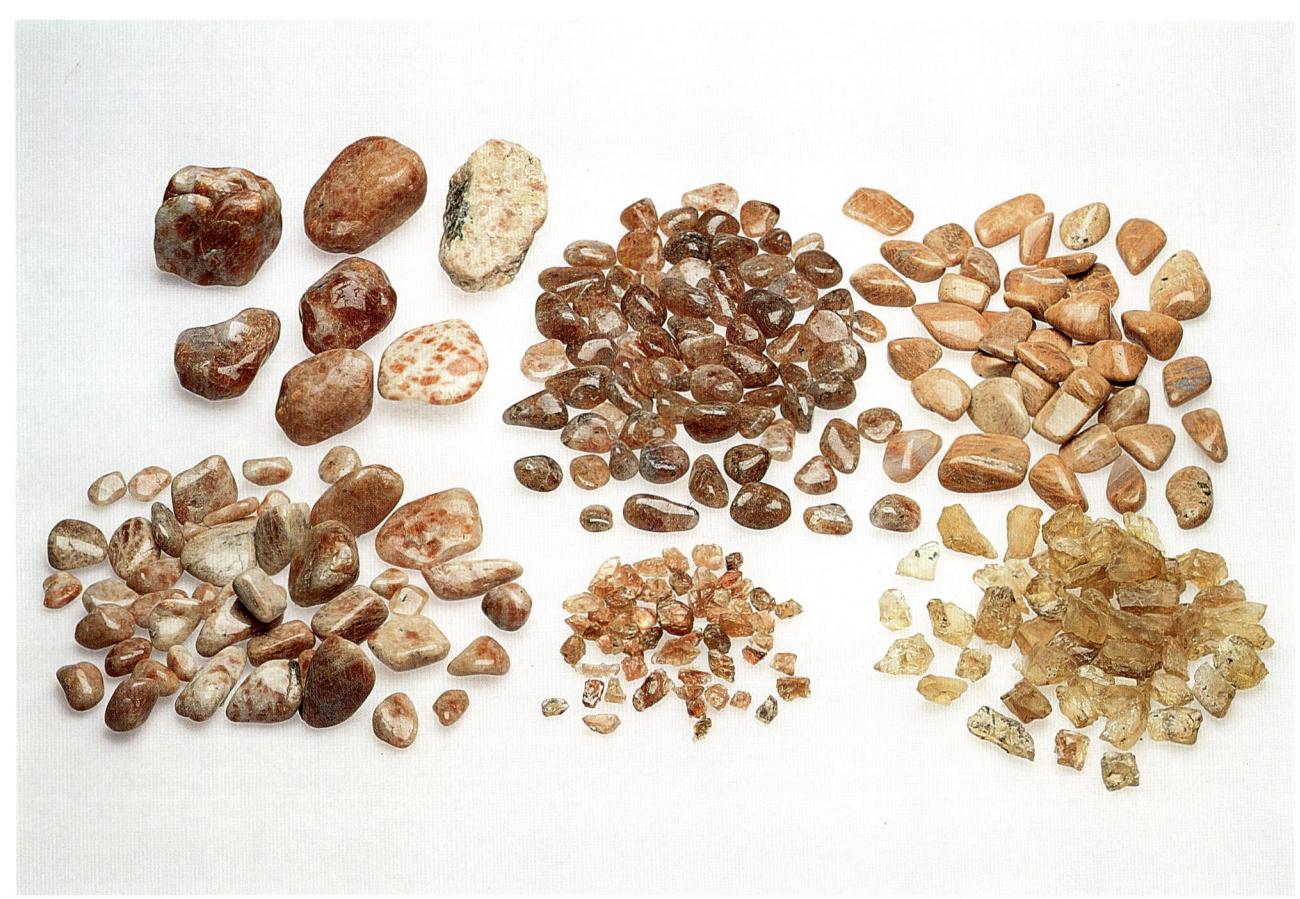

Edelsteinmischung	Tragen	Auflegen
Lernfähigkeit	Klärung	Transformation
Nr. 7 Chestnud Bud – Rosskastanienknospe	Rauchquarz	Ametrin
Nr. 1, 5+28	Fluorit Pi-Scheibe	Apachenträne
Sodalith, Rubin	Sodalith-Kette	Rubin-Scheibe
Fürsorglichkeit	Zärtlichkeit	Erneuerung
Nr. 8 Chicory – Wegwarte	Rhodochrosit-Kugelkette	Chrysopras
Nr. 14, 15+20	Malachit-Herz	Sugilith-Cabachon
Apatit, Rhodochrosit	Amethyst-Heilstab	Rosenquarz-Kugel
Gegenwartsinteresse	Motivation	Lichtbringer
Nr. 9 Clematis – Weisse Waldrebe	Tigereisen-Kette	Bergkristall
Nr. 13, 35+39	Lapislazuli-Handschmeichler	Sugilith-Heilstab
Granat, Bergkristall	Granat	Schneeflockenobsidian
Reinigung	Lichtbringer	Liebe
Nr. 10 Crab Apple – Holzapfel	Bergkristall-Doppelender	Rosenquarz-Kugel
Nr. 19, 27+35	Peridot-Splitterkette	Chrysopras
Peridot, Feueropal	Feueropal-Kette	Karneol-Handschmeichler
Der Aufgabe gewachsen sein	Zuversicht	Entfaltung
Nr. 11 Elm – Ulme	Citrin	Amethyst-Doppelender
Nr. 9, 12+22	Sugilith Pi-Scheibe	Rutilquarz
Verdelith, Edeltopas	Verdelith-Anhänger	Rotjaspis-Ei
Selbstvertrauen	Kontaktfähigkeit	Ur-Vertrauen
Nr. 12 Gentian – Enzian	Edeltopas-Anhänger	Lapislazuli-Cabachon
Nr. 12, 13+29	Labradorit-Kugelkette	Bernstein
Citrin, Lapislazuli	Sugilith-Trommelstein	Rosenquarz-Kugel

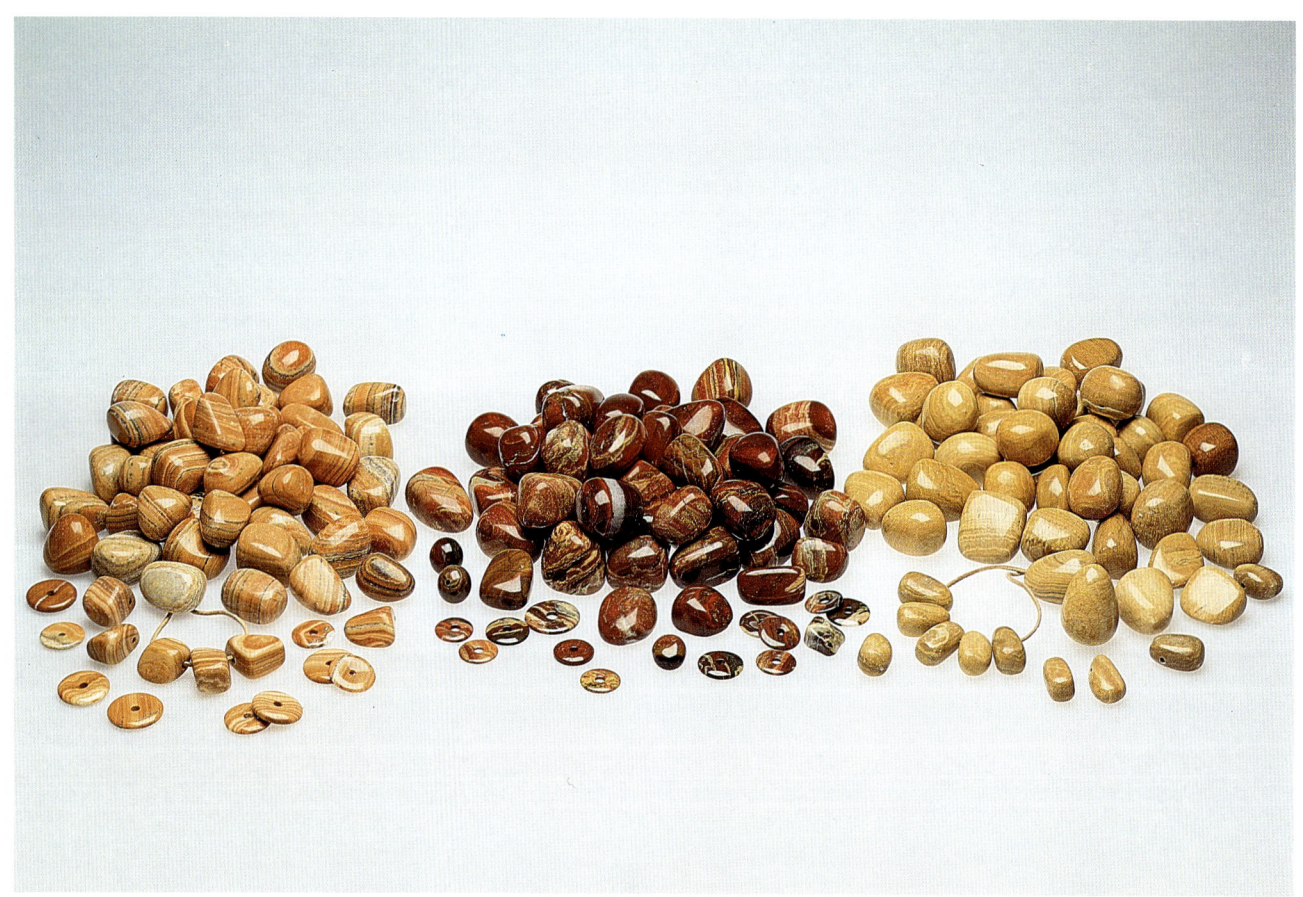

Edelsteinmischung	Tragen	Auflegen
Gleichgewicht Nr. 13 Gorse – Stechginster Nr. 12, 23+29 Apatit, Rhodochrosit	Selbstverwirklichung Sugilith-Kette Schörl Bernstein Pi-Scheibe	Chance Heliotrop-Kugel Rhodochrosit-Cabachon Ametrin
Bewusstwerdung Nr. 14 Heather – Heidekraut Nr. 19, 27+36 Smaragd, Edeltopas	Entfaltung Amethyst-Splitterkette Schörl Edeltopas	Selbstbegegnung Malachit-Trommelstein Mangancalcit-Kugel Achat
Allumfassende Liebe Nr. 15 Holly – Stechpalme Nr. 3, 6+34 Rubellit, Rhodochrosit	Hingabe Rubellit-Kette Rosenquarz (auskristallisiert) Moosachat	Zärtlichkeit Rhodochrosit Chrysokoll Karneol-Handschmeichler
Loslassen alter Muster Nr. 16 Honeysuckle – Geissblatt Nr. 23, 37+38 Apatit, Bergkristall	Klärung Rauchquarz-Kette Azurit-Malachit Pi-Scheibe Amethyst	Auflösung Dendritenachat-Cabachon Fluorit Zoisit-Handschmeichler
Aufschwung Nr. 17 Hornbeam – Hainbuche Nr. 12, 21+33 Bernstein, Verdelith	Vitalisierung Aventurin-Kugelkette Tigereisen-Handschmeichler Bergkristall	Besonnenheit Dumortierit-Trommelstein Karneol-Handschmeichler Chrysopras
Geduld Nr. 18 Impatiens – Drüsentr. Springkraut Nr. 26, 28+31 Amazonit, Sugilith	Gelassenheit Amazonit-Kugelkette Sugilith Pi-Scheibe Falkenauge	Blitzableiter Schörl Mangancalcit-Kugel Leopardenjaspis

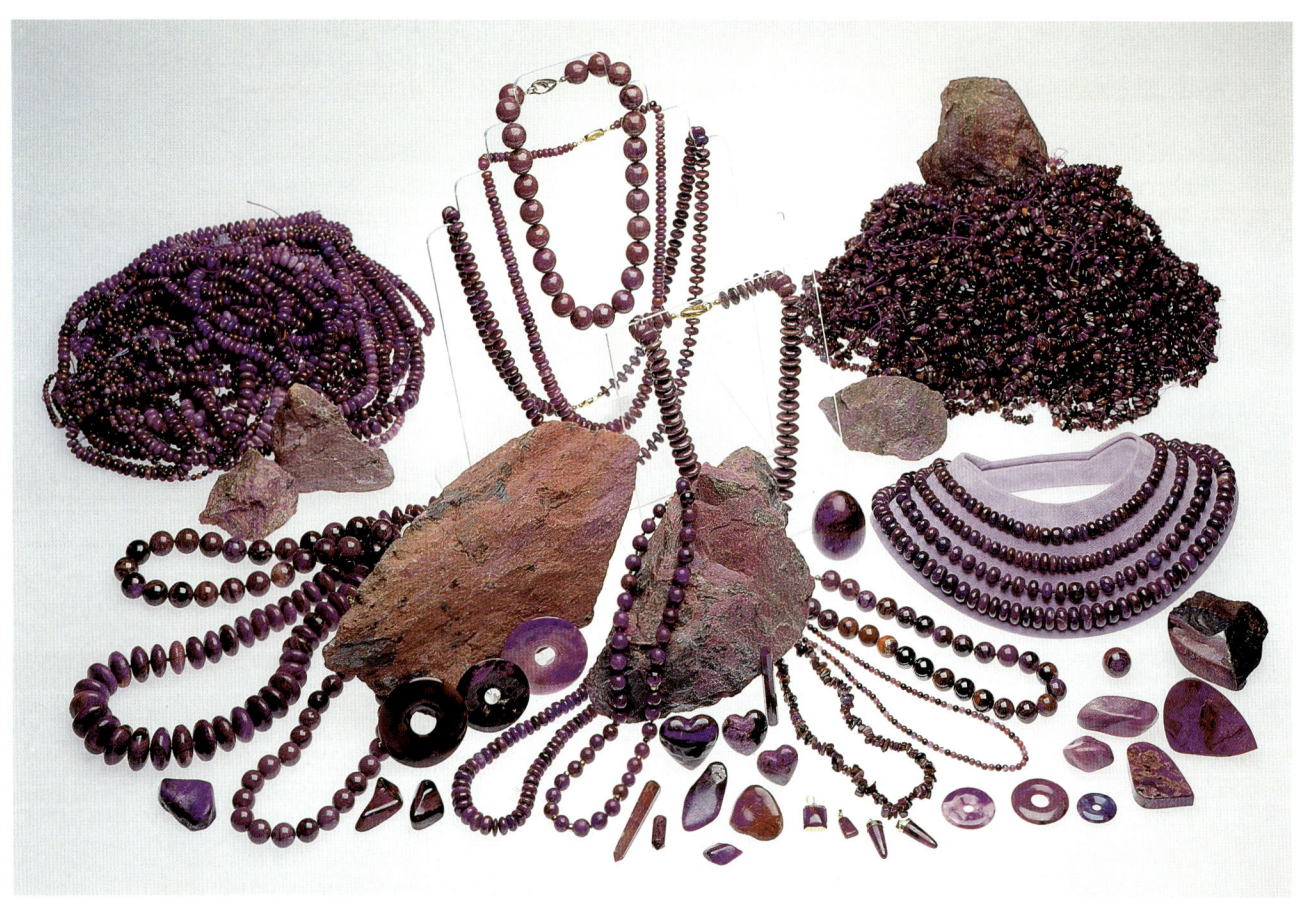

Edelsteinmischung	Tragen	Auflegen
Selbstwertgefühl Nr. 19 Larch – Lärche Nr. 20, 29+34 Onyx, Sodalith	Erfolg Rutilquarz-Kugelkette Onyx-Handschmeichler Chalcedon Pi-Scheibe	Frieden Chrysokoll Rhodochrosit-Ei Landschaftsjaspis
Tapferkeit Nr. 20 Mimulus – Gefleckte Gauklerblume Nr. 2, 28+35 Amethyst, Rubin	Verbundenheitsgefühl Rotjaspis-Kugelkette Amethyst-Handschmeichler Bergkristall-Doppelender	Liebe Rosenquarz-Ei Türkis Bernstein
Aufheiterung Nr. 21 Mustard – Wilder Senf Nr. 12, 23+34 Achat, Unakit	Lebensfreude Bernstein-Splitterkette Chrysopras Pi-Scheibe Chalzedon-Handschmeichler	Beziehungsfähigkeit Edeltopas Aquamarin-Trommelstein Schneeflockenobsidian
Kompromissfähigkeit Nr. 22 Oak – Eiche Nr. 8, 11+32 Peridot, Rhodochrosit	Schaffenskraft Tigerauge Peridot-Kette Bernstein Pi-Scheibe	Einsicht Apachenträne Aventurin-Kugel Citrin-Trommelstein
Kraft Nr. 23 Olive – Olive Nr. 29, 34+37 Bernstein, Verdelith	Chance Heliotrop-Kugelkette Hämatit-Handschmeichler Charoit Pi-Scheibe	Lebensfreude Bernstein Schörl Orangecalcit-Ei
Selbstliebe Nr. 24 Pine – Kiefer Nr. 4, 10+25 Peridot, Rubellit	Harmonie Lavendelquarz-Kugelkette Lapislazuli Pi-Scheibe Rubin-Anhänger	Frieden Chrysokoll Pi-Scheibe Honigrhodochrosit-Ei Mondstein

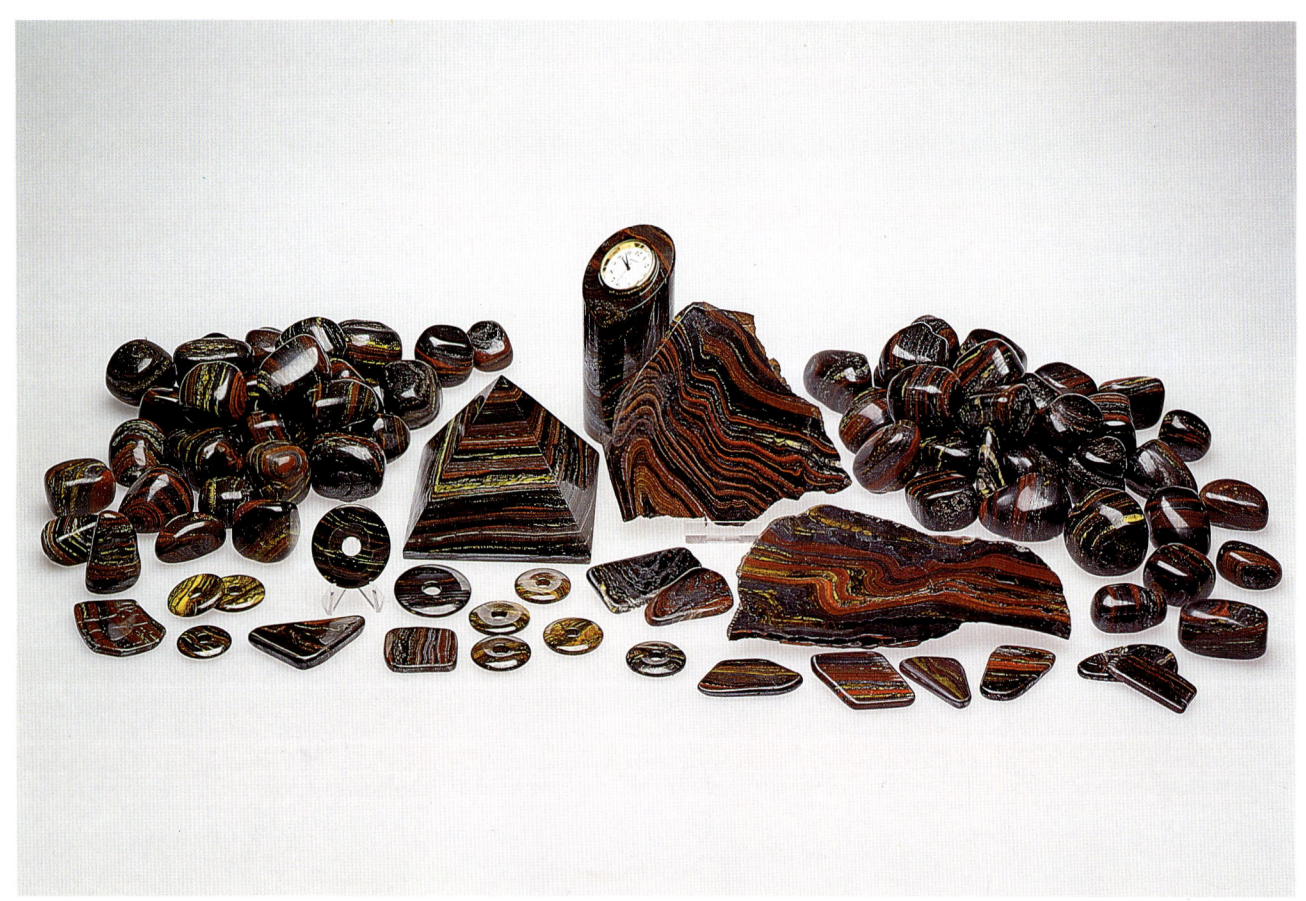

Edelsteinmischung	Tragen	Auflegen
Zuversicht	Ur-Vertrauen	Gelassenheit
Nr. 25 Red Chestnut – Rote Kastanie	Lapislazuli-Kette	Amazonit-Handschmeichler
Nr. 2, 11+35	Eisenjaspis Pi-Scheibe	Rutilquarz-Kugel
Amethyst, Lapislazuli	Achat-Trommelstein	Amethyst-Heilstab
Mut	Toleranz	Beweglichkeit
Nr. 26 Rock Rose – Gelbes Sonnenröschen	Turmalin-Kette (bunt)	Grüncalcit-Handschmeichler
Nr. 6, 11+29	Türkis Pi-Scheibe	Rhodonit-Ei
Rhodochrosit, Tigerauge	Rotjaspis-Handschmeichler	Pyrit-Sonne (dickere)
Fliessen	Im Fluss sein	Flexibiliät
Nr. 27 Rock Water – Wasser aus	Fluorit-Kette	Rotcalcit
heilkräftigen Quellen	Boulderopal Pi-Scheibe	Labradorit Pi-Scheibe
Nr. 10, 22+36	Mangancalcit-Ei	Malachit-Handschmeichler
Aquamarin, Rubellit	Jade-Anhänger	Aquamarin
Entschlusskraft	Aufbau	Konzentration
Nr. 28 Scleranthus – Einjähriger Knäuel	Howlith-Handschmeichler	Sodalith-Kugel
Nr. 7, 18+20	Hämatit-Kette	Mookait
Apatit, Granat	Turmalinquarz	Türkis-Handschmeichler
Auflösung	Zärtlichkeit	Selbstverwirklichung
Nr. 29 Star of Bethlehem – Goldiger	Rhodochrosit-Kette	Sugilith Pi-Scheibe
Milchstern	Chrysokoll Pi-Scheibe	Dendritenachat-Handschmeichler
Nr. 6, 23+26	Bernstein	Indigolith
Bernstein, Rhodochrosit	Bergkristall-Doppelender	Aventurin-Kugel

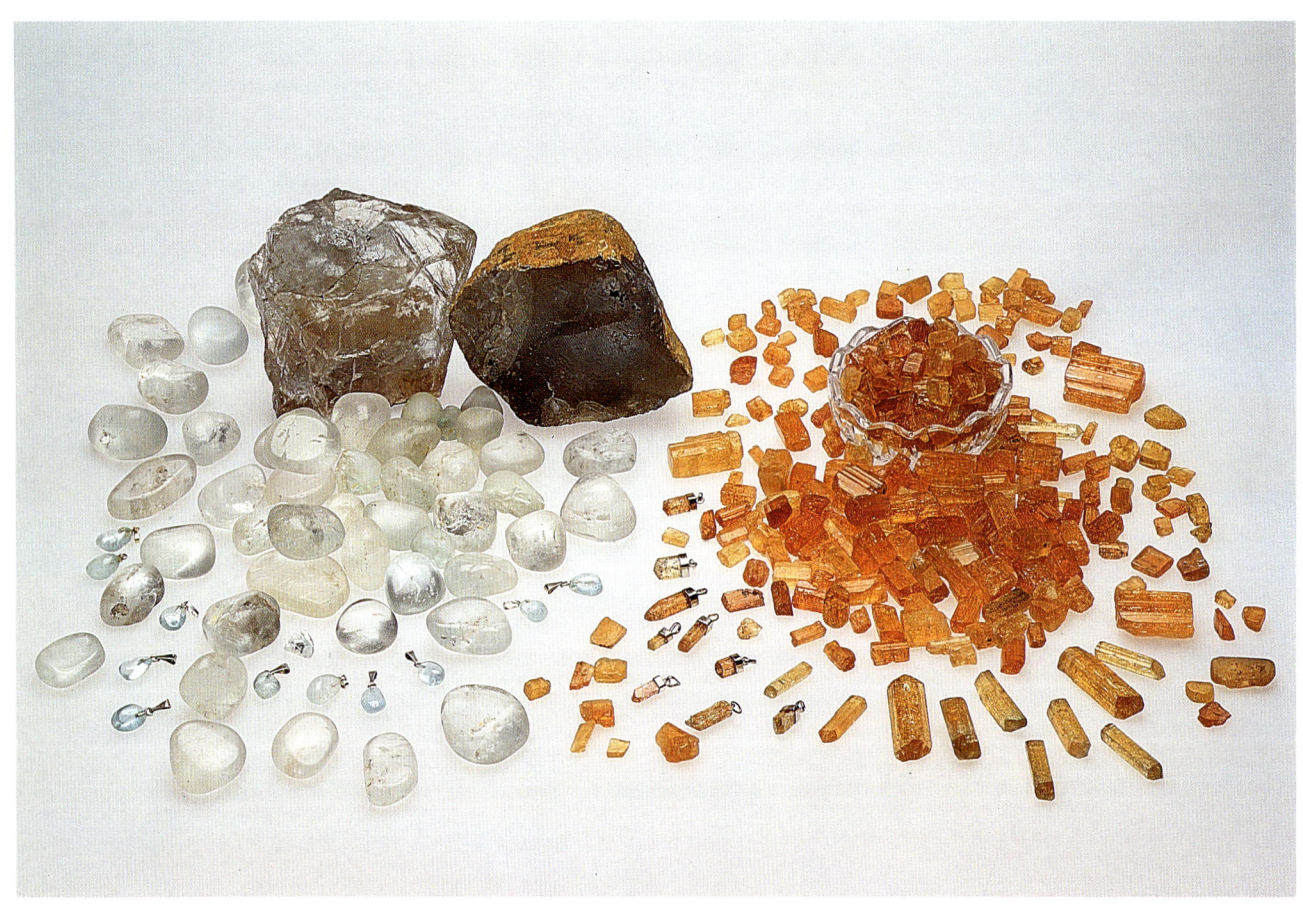

Edelsteinmischung	Tragen	Auflegen
Freiheit	Lichtbringer	Ur-Vertrauen
Nr. 30 Sweet Chestnut – Edelkastanie	Bergkristall-Kugelkette	Lapislazuli Pi-Scheibe
Nr. 6, 10+12	Sugilith Pi-Scheibe	Ametrin
Bernstein, Smaragd	Chrysopras Pi-Scheibe	Rhodochrosit
Gelöstheit	Blitzableiter	Besonnenheit
Nr. 31 Vervain – Eisenkraut	Schörl-Anhänger	Dumortierit-Ei
Nr. 7, 15+32	Amethyst-Kugelkette	Jade-Handschmeichler
Indigolith, Amethyst	Sonnenstein	Rauchobsidian
Grossmut	Partnerschaft	Transformation
Nr. 32 Vine – Weinrebe	Burmajade-Kette	Ametrin
Nr. 3, 10+31	Rutilquarz-Anhänger	Malachit-Kugeln
Edeltopas, Verdelith	Sugilith	Rauchquarz
Neubeginn	Unbestechlichkeit	Entscheidung
Nr. 33 Walnut – Walnuss	Onyx-Kugelkette	Turmalinquarz
Nr. 1, 19+23	Saphir-Anhänger / Pi	Rhodonit-Handschmeichler
Granat, Edelopal	Rutilquarz	Weisscalcit
Kontaktfreude	Inspiration	Verspieltheit
Nr. 34 Water Violet – Sumpfwasserfeder	Milchopal-Kette	Leopardenjaspis-Ei
Nr. 2, 7, 38	Edeltopas-Anhänger	Türkis Pi-Scheibe
Amethyst, Peridot	Rhyolith	Rubin
Klarheit	Reife	Vernunft
Nr. 35 White Chestnut – Rosskastanie	Smaragd-Kette / Pi	Blautopas
Nr. 7, 16+19	Bergkristall-Kugel	Rosenquarz (auskristallisierter)
Aquamarin, Smaragd	Ametrin-Anhänger	Amethyst-Handschmeichler

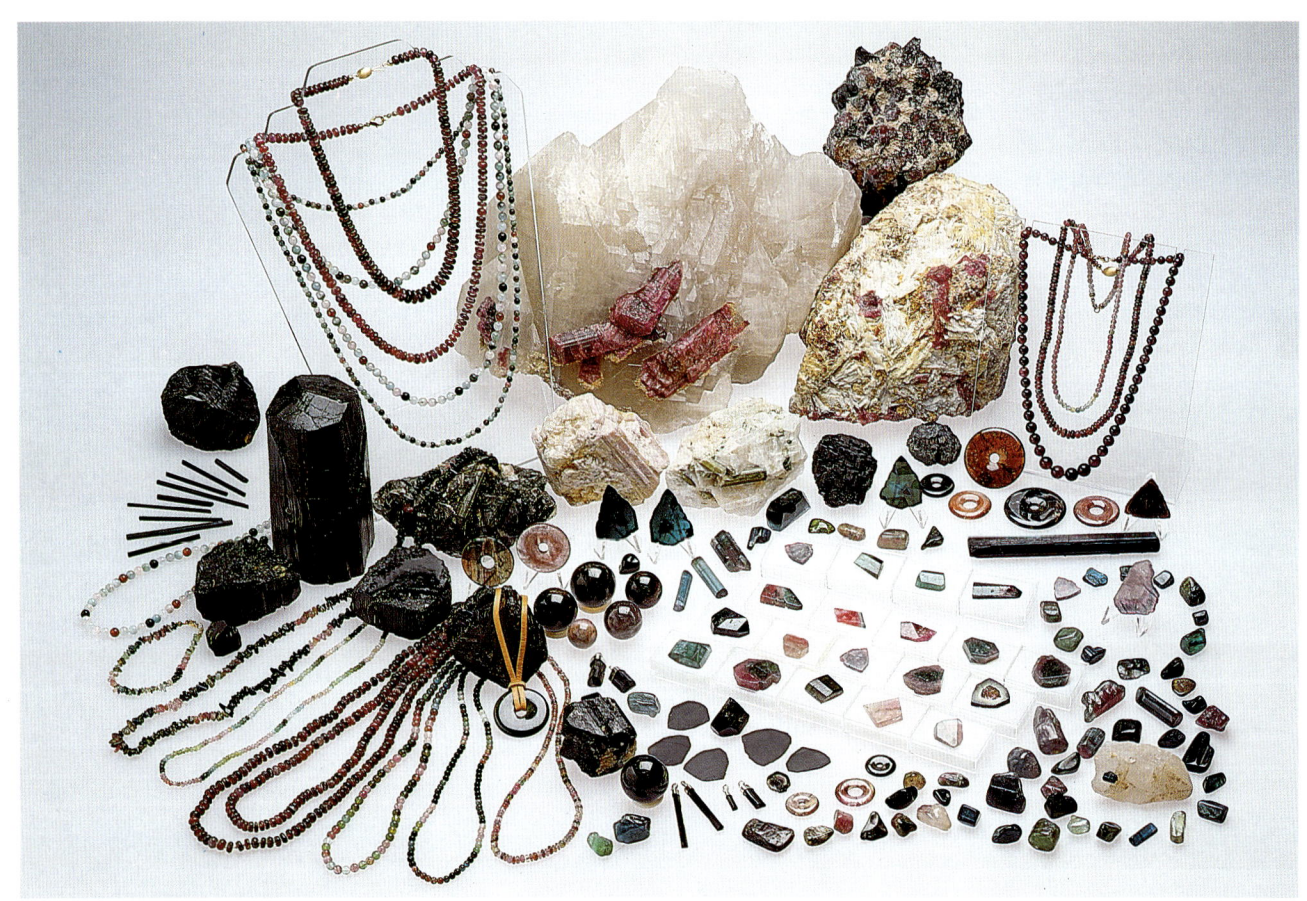

Edelsteinmischung	Tragen	Auflegen
Zielsetzung	Ausdruck	Einklang
Nr. 36 Wild Oat – Waldtrespe	Boulderopal Pi-Scheibe	Regenbogenobsidian
Nr. 2, 9+37	Sugilith-Splitterkette	Sodalith-Ei
Bernstein, Verdelith	Turmalinquarz	Pyritsonne (dickere)
Lebendigkeit	Bewusstwerdung	Motivation
Nr. 37 Wild Rose – Heckenrose	Achat-Kugelkette	Tigereisen-Ei
Nr. 19, 23+33	Breccletjaspis	Fluorit-Handschmeichler
Feueropal, Hämatit	Rhodonit-Ei	Chrysokoll, Sugilith
Meister des Schicksals	Selbstverwirklichung	Ordnung
Nr. 38 Willow – Gelbe Weide	Sugilith-Kette	Indigolith-Trommelstein
Nr. 16, 21+26	Rhodochrosit Pi-Scheibe	Rotjaspis-Kugel
Rhodochrosit, Indigolith	Türkis	Bergkristall-Handschmeichler
Erste Hilfe	Lebensfreude	Selbstverwirklichung
Nr. 39 Rescue Remedy – Notfalltropfen	Bernstein	Sugilith
Indigolith, Verdelith, Rubellit	Charoit	Rhodochrosit
	Bergkristall	Lapislazuli

Ein paar Gedanken zum Heil-Werden-Sein-Bleiben

Wahre Heilung geschieht nur durch die Seele selbst. In ihr sich selbst zu erkennen und die Gnade des freien Willens, der sanft in die kosmischen Gegebenheiten von Ursache und Wirkung eingebettet ist, selbst entscheidend und verantwortlich zu handeln, birgt einen Teil des allumfassenden Geheimnisses, höchste Entwicklung göttlicher Schöpfung zu sein. Also kann jeder Mensch sein „Heil-Werden-Sein-Bleiben" nur selbst gestalten und vollziehen.

„Die grösste Entdeckung unserer Generation besteht darin, dass der Mensch fähig ist, sein Leben zu ändern, indem er seine Gedanken ändert, denn unsere Gedanken bestimmen unser Schicksal."
(William James)

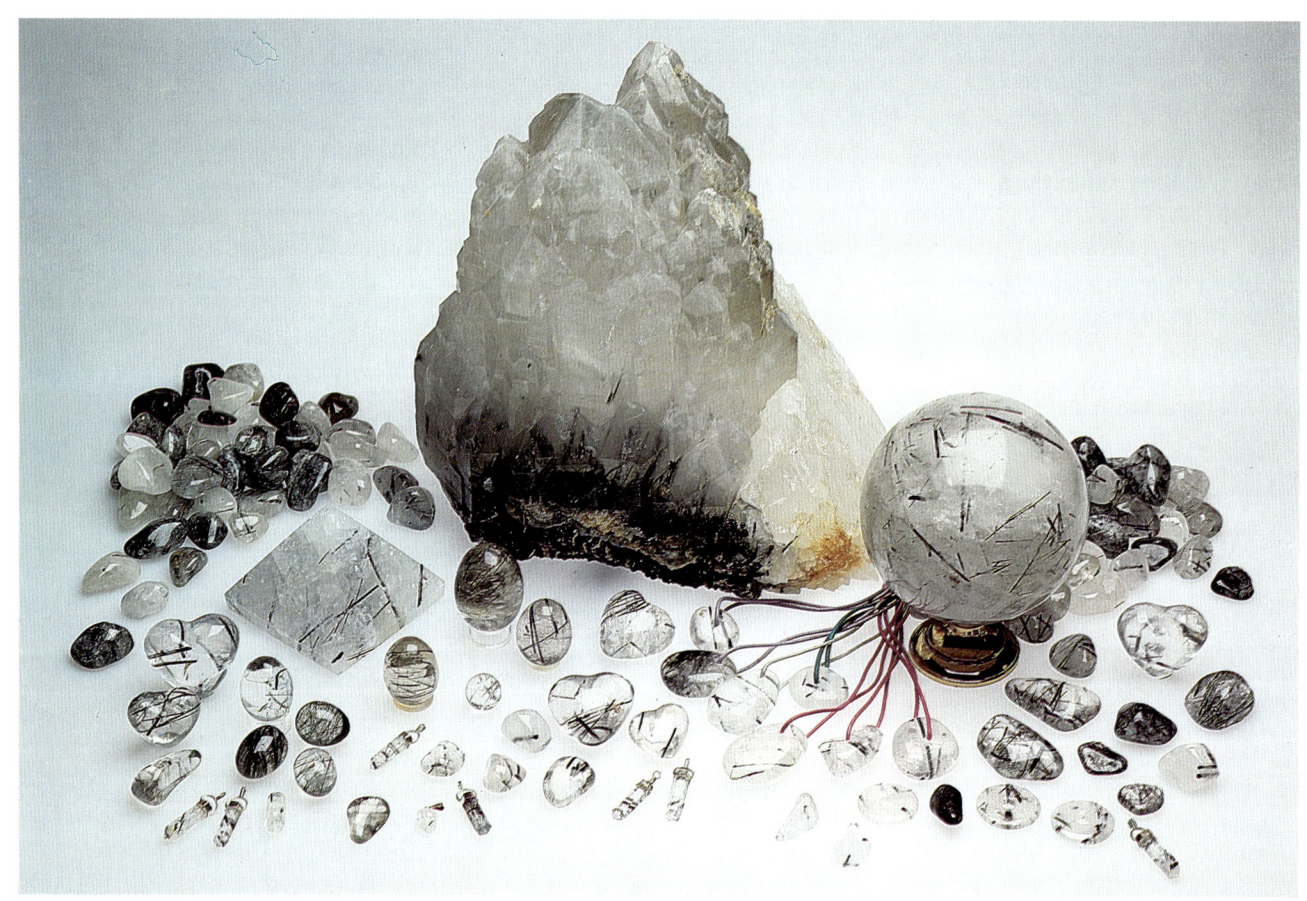

Anwendung bei Tieren

Aus Tierliebe und der Überzeugung heraus, dass Tiere eine Seele haben und ebenso Gottes Schöpfung sind wie wir Menschen, wird über den gesundheitsvorsorglichen, heilsamen Einsatz von Steinen, Steinwasser und Bachblüten informiert. Durch das Halten von Tieren sind diese vorab auf uns Menschen angewiesen. Ihr Leben beinhaltet vor allem das, was wir ihnen als Zuhause, Nahrung, Bewegungsraum, Freiheiten und liebevolle Zuneigung geben. Allen Tieren ist in Selbstverantwortung Respekt und Beachtung vor der Schöpfung zu erweisen, denn wer Gott liebt, ehrt auch seine Werke.

Es ist angebracht, einmal gründlich zu überlegen, ob die gehaltenen Tiere ihrem Lebensanspruch entsprechend versorgt werden. Wie bedauerlich es manchmal auch ist, man vergisst oft auch ganz ihr Miterleben und Mitfühlen. Alle ihre Leiden entstehen doch genauso durch Ursache gleich Wirkung, und genau dieselbe Resonanz schwingt auf alles Sein zurück.

An erster Stelle ist es wichtig, den Flüssigkeitsbedarf und die Ernährung des Tieres zu kontrollieren und entsprechend mit Mineralstoffen anzureichern. Steinwasser ist auch für die vierbeinigen Freunde im soweit möglich neutralen Zustand ideal. Viele Mängel kann man dadurch sicherlich leichter korrigieren. Weitere hilfreiche Möglichkeiten sind, Steine direkt einzusetzen. Man kann je nach Tiergattung Steine am Halsband und Zaumzeug, im Zwinger und Pferch, im Stall und am Schlafplatz etc. bestens einsetzen.

Zeichenerklärung
Tw = Trinkwasser
Sp = Schlafplatz
Tr = Tragen

Fell und Haut
Tw: Aventurin, Bergkristall, Eisenjaspis
Sp: Chrysopras, Pyrit, Weisscalcit
Tr: Bernstein, Jade, Türkis

Warten auf die Rückkehr
Tw: Rosenquarz, Sugilith, Orangecalcit
Sp: Achat, Leopardenjaspis
Tr: Amazonit, Rosenquarz

Für die Beweglichkeit
Tw: Grüncalcit, Karneol, Peridot
Sp: Howlith, Schörl, Tigereisen
Tr: Bernstein, Hämatit

Für lange Reisen
Tw: Bergkristall, Dumortierit, Holzstein
Transportplatz: Landschaftsjaspis, Schörl
Tr: Rotjaspis, Sugilith, Türkis
Notfalltropfen: Nr. 39

Für die Verdauung
Tw: Citrin, Rotjaspis, Verdelith
Sp: Fluorit, Jade, Unakit
Tr: Bernstein, Eisenjaspis, Karneol

Blasenstärkung
Tw: Bernstein, Heliotrop, Jade
Sp: Mondstein, Moosachat, Rotcalcit
Tr: Blumenjaspis, Chalcedon

Besitzerwechsel / Neuzuzug
Tw: Fluorit, Rhodochrosit, Turmalinquarz
Sp: Achat, pfundiger Rosenquarz
Tr: Amethyst, Leopardenjaspis
Bachblüten: Nr. 29 und Nr. 33

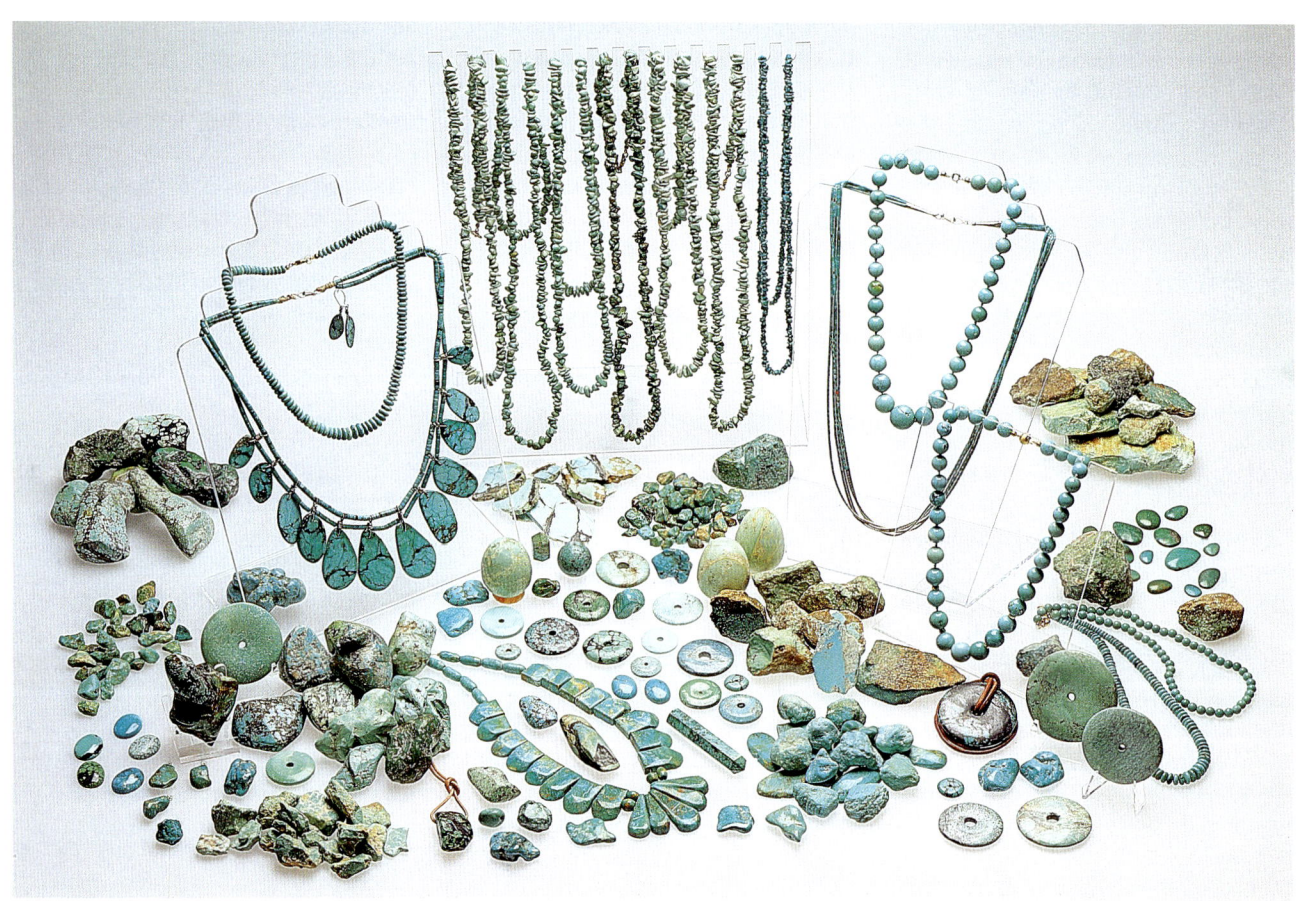

Abschirmen

Da, wo sie sich am meisten aufhalten und ebenso schlafen, ist es ratsam, sich im Kapitel „Abschirmen mit Edelsteinen" weiter zu informieren, da dies für Tiere genauso gilt.

Nureyew der Russische Wallach – es war Freitag gegen Abend zu, das erinnere ich mich ganz genau, da kam eine Pferdehalterin zu uns und erzählte über ihr wunderschönes Pferd Nureyew, das über Jahre in seiner Heimat in Russland schlecht behandelt und geschlagen wurde. Als er mit dreizehn Jahren von seiner neuen Besitzerin übernommen wurde, stand er wochenlang nur in der hintersten Ecke seiner Box, vor lauter Angst nach all dem, was er ertragen musste. Nach intensiver Beratung durch meine Frau ist die Situation heute so: Nureyew ist in der Zwischenzeit fünfzehn Jahre alt geworden. An den Stäben seiner Box hängt ein schwarzer Turmalin, an seinem Zaum ein Stück Bernstein. Früher liess er sich von anderen Leuten nicht betreuen, jetzt mehr und mehr. Aber auch die Besitzerin ergriff die Initiative für sich selbst und trägt heute eine Türkis- und Labradorit-Pi-Scheibe um den Hals, in Abwechslung eine Zoisit oder Moosachat Kugelkette. Sie sagte uns auch vor kurzem, dass sie die Kraft und Liebe hat, ihren treuen Freund Nureyew wirklich zu verstehen, und dass sie dadurch in jeder Situation bestens auf ihn eingehen kann.

Eines Tages kam eine Frau aus der Gegend eines Waffenplatzes zu uns. Sie erzählte, dass ihre Collie-Hündin während des Schiessbetriebes ausser Rand und Band geriet. Meine Frau pendelte für das Tier eine Steinwassermischung (Achat, Bergkristallstufe, Sugilith und Onyx), einen rohen Rosenquarz ins Hundebett, und eine Bernsteinkette für den Hundehals aus. Wir haben von dieser Tierhalterin persönlich nichts mehr gehört, jedoch ab und zu schickt sie uns neue Kunden.

Ein Mädchen besass zwei Wellensittiche, welche kein Futter mehr zu sich nahmen und agressiv gegeneinander waren. Wir empfahlen einen auskristallisierten Rosenquarz ins Trinkwasser und zwei kleine gebohrte Trommelsteine (Chalcedon und Karneol) zum Aufhängen im Käfig. Sie kommt ab und zu in unser Geschäft, um der Freude über die Genesung ihrer Vögel Ausdruck zu verleihen.

Auf einer Pferdekoppel waren einige Fohlen mit einem Virus am Ansatz des Schwanzes befallen. Dies zeigte sich in Form von tiefeingefressenen Wunden. So bestand der letzte Ausweg nur in der Notschlachtung der Tiere. Unsere Empfehlung war Johanniskrautöl mit Peridot, Granat, Schörl und Magnetit, zusätzlich Bachblütensalbe mit Malachit. Letzteres um den Wundrand eingestrichen und mit einem Bergkristall (Handschmeichler) sanft eingerieben. Im weiteren wurde eine Steinmischung für die Pferdetränke zusammengestellt (Heliotrop, Karneol, Smaragd, eine kleine Bergkristallstufe). Und zur Harmonisierung für den Stall ein doppelpfündiger Rosenquarz und ein Stück Schörl. Dem Pferdezüchter gaben wir einen persönlichen Eisenjaspis in die Hosentasche und an den Hals eine Türkis-Scheibe am Lederband zum Tragen. Einige Wochen später erhielten wir die frohe Nachricht: „Die Pferde sind wohlauf."

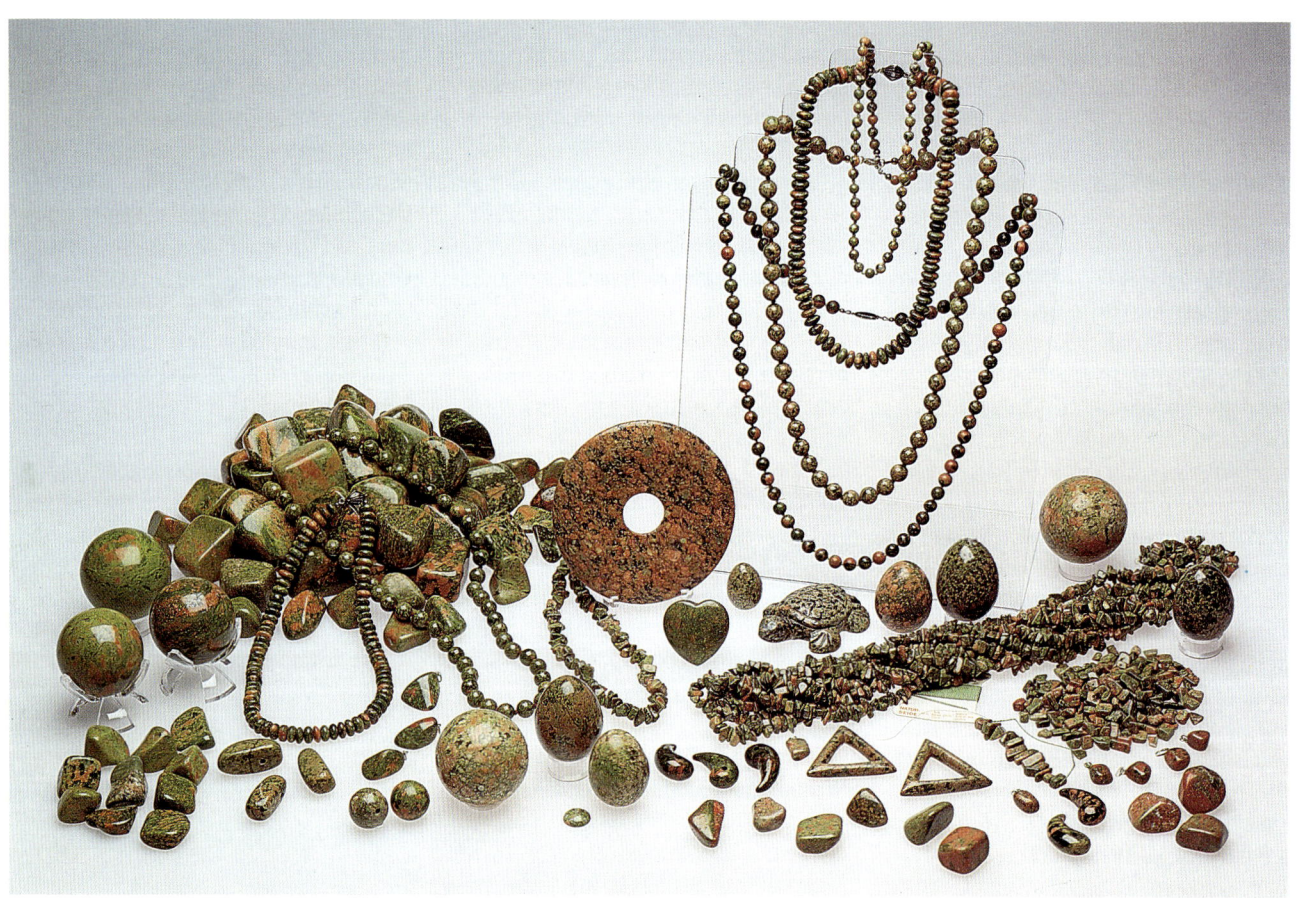

Mineralien und Pflanzen

Pflanzen lösen mittels dem Säure-Basen-Haushalt die lebensnotwendigen Mineralstoffe und Spurenelemente aus dem Gestein heraus. Wir finden in der Natur immer ausgleichende Aufgabenverteilung. So nehmen zum Beispiel der Klee und die Lupinen den Stickstoff aus der Luft und geben ihn an den Boden ab.

Durch die erhöhte Stickstoffkonzentration lösen sich aus den Steinen die Mineralien. Dadurch können andere Pflanzen vermehrt diesen im Boden angereicherten Stickstoff zur Selbstbeschaffung der Nährstoffe oder die schon bereits gelösten Mineralien aufnehmen. Die Fruchtbarkeit des Bodens ist abhängig vom Mineralstoffgehalt.

Zimmer- und Balkonpflanzen haben durch ihren Lebensraum in Töpfen und Schalen nur eine begrenzte Möglichkeit, Mineralstoffe aufzunehmen. Deshalb ist es notwendig, ihnen ab und zu beim Giessen Mineralstoffe zu geben. Mit den Steinen haben wir jedoch die einzigartige Möglichkeit, den Pflanzenhaushalt an ein sehr natürliches Niveau anzupassen.

Als Zentralatom ist Magnesium für den Baustoff Chlorophyll und somit für alles Blattgrün also für jedes pflanzliche Leben unentbehrlich. (Dolomit · Magnesit · Peridot)

Achatgeoden: Geborgenheit und Schutz

Amethyst: hilft beim Überwintern und sorgt im Frühling für neue Triebe.

Amazonit, Aventurin, Heliotrop: verhilft zu schöner Blütenpracht.

Bergkristall: erhöht die Lichtaufnahme - fördert Wachstum

Dendritenachat, Moosachat: hilft die Flüssigkeitsaufnahme zu regulieren.

Rhodochrosit, Rosenquarz: erleichtert einen Standortwechsel.

Bernstein, Rotjaspis: setzt man bei Umpflanzungen zur neuen Verwurzelung ein.

Diese Steine eignen sich auch besonders

gut als Beigabe in die Giesskanne. Informationen im Kapitel „Herstellung von Steinwasser."

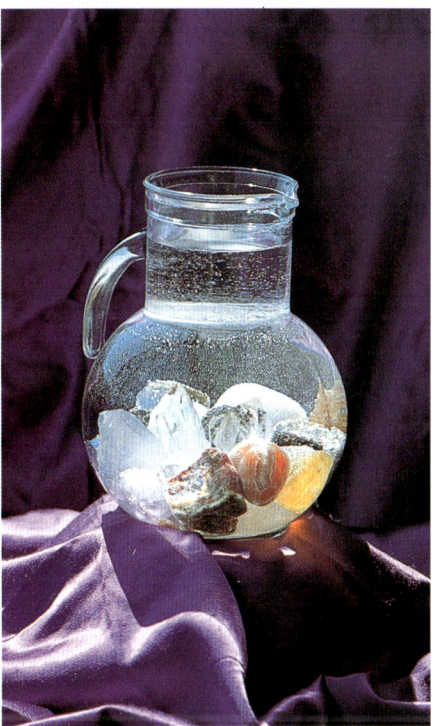

151

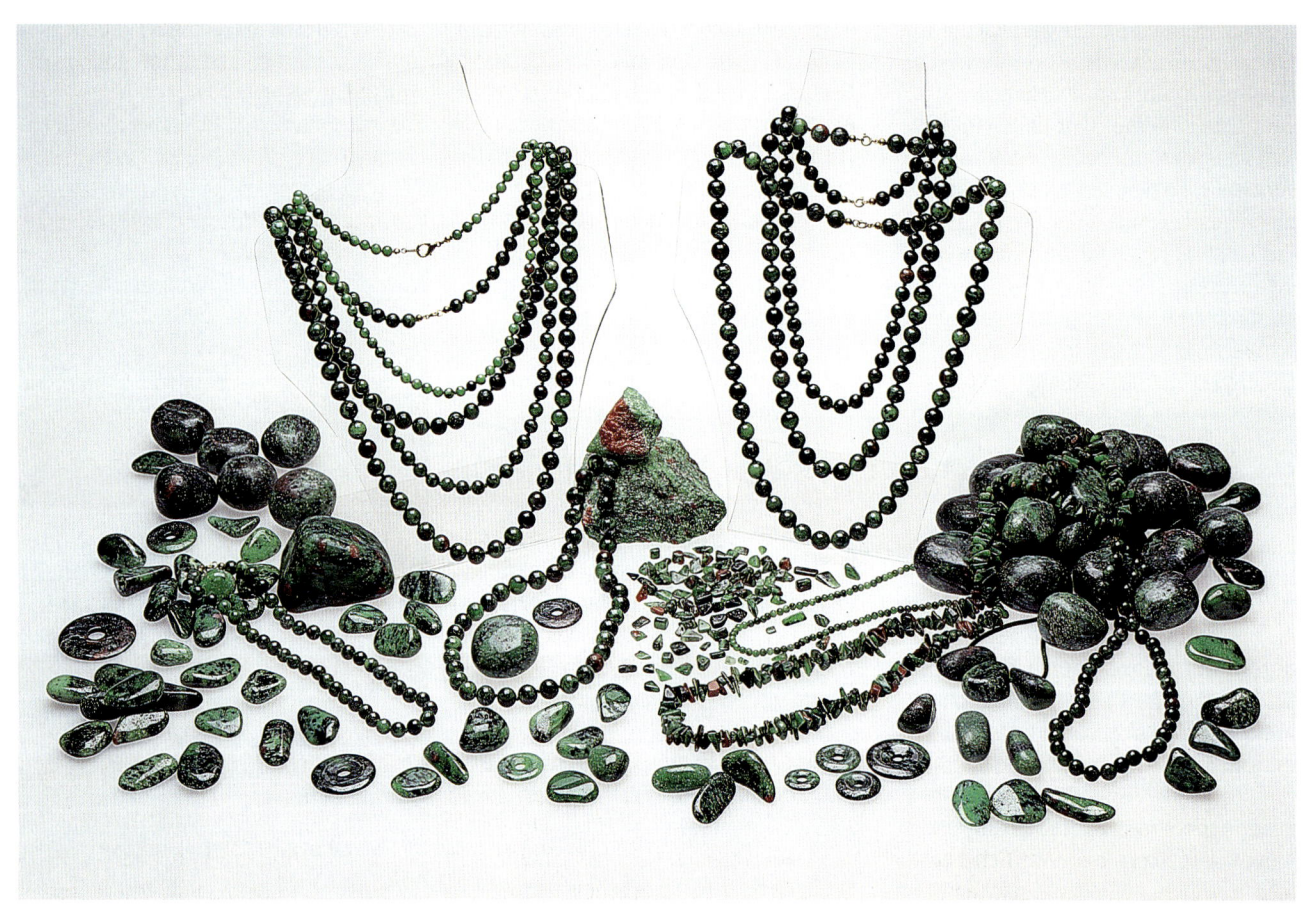

Abschirmen und Harmonisieren

Wenn ein Mensch empfindlich auf verschiedenste Magnetfelder reagiert, wie Erdstrahlen, Erdverwerfungen, Wasseradern und Wasserleitungen, Starkstromleitungen, Radio- und Fernsehsender, Bahn- und Tramlinien, Elektroapparate und elektrotechnische Geräte u.s.w., so kann man diese ja nur zum Teil ausschalten und ihnen ausweichen. Hierfür ist es angebracht, dass man mittels selbstgewählten wohltuenden Magnetfeldern den Störfeldern konzentriert begegnet.

Immer wieder hört man von verschiedenen Empfehlungen bezüglich Lage, Ort oder Plazierung von Steinen. Wir nehmen als Vergleich den Lärm auf der Strasse vor dem Haus. Werden da, um Abhilfe zu schaffen, sofort die Fenster der Rückseite des Hauses geschlossen, wo das Rauschen des Waldes und das Plätschern eines Baches die Sinne stimulieren? Hierbei gilt die Faustregel, dass die zur Abschirmung im Einsatz stehenden Steine immer zwischen dem Körper und den Störfeldern zu plazieren sind. Genau so verhält es sich beim Abschirmen von Schlafräumen. Schläft man in wasserreichen Gegenden, so kommen die Störfelder von der Erde. Dann schirmt man nach unten, also unter dem Bett mit einem pfundigen Rosenquarz ab. Schläft man in der Nähe von Transformatoren, die sich angenommen in Richtung linker Hausseite befinden, kommen hierbei folgende Fragen auf:

a) sind die Schlafräume im Parterre?
b) sind diese in den oberen Stockwerken?

a) So sind in jedem Falle die linken Schlafzimmerwände am allerbesten mit Schörl abzuschirmen und mit Lavendelquarz zu neutralisieren.
b) Sind diese in den oberen Stockwerken, so schirmt man mit den gleichen Steinen die linken Bettkanten, in ungefährem Winkel zur Störzone ab. Um genaueres über diese Fremdeinflüsse und Störzonen zu erfahren, rät es sich, selbst diesbezügliche Fachliteratur zu lesen, an Workshops ein Grundwissen anzueignen oder einen Fachkundigen zur Beratung beizuziehen.

Durch die Erfahrung vieler Jahre hindurch haben sich auch ohne Ortung von Störquellen Rosenquarz, Schörl und Lavendelquarz in roher unbearbeiteter Form als besonders geeignet erwiesen. Sie wirken sehr kraftvoll in allen Räumen, Treppenhäusern etc., ebenso in Stallungen wie in der Hundehütte.

Das Wichtigste daran ist immer, dass der möglichst direkte Zugang der abzuschirmenden Energie zum Körper, ob von unten, von oben oder auch von der Seite unterbrochen wird.

Rohbelassener
– Lavendelquarz neutralisiert und ermöglicht tiefe Entspannung
– Rosenquarz in „pfundiger" Grösse unter dem Bett ist für einen tiefen gesunden Schlaf
– Schörl ist wegen seiner hohen Leitfähigkeit für alle dynamisch technischen Störfelder ein idealer Schutz und Schirm

Abschirm-Steine gehören auf jeden Arbeitstisch, zum und um den Computer und oben auf den Bildschirm drauf auch, weil dieser vor der Bildröhre

a) im Bild stört,

b) dort keinen Platz hat und

c) nicht durchsichtig genug ist.

Im weiteren gehören sie ebenso überall auf, vor und neben Fernsehgeräte und Stereoanlagen. Das gilt auch für alle übrigen elektronischen und elektrischen Schaltpulte, Kästen etc., zum Wohle der Gesundheit und des Wohlbefindens.

Für eine Raumharmonisierung sind die Standorte nicht immer ausschlaggebend und können frei gewählt werden. Am schönsten jedoch sind diese Plätzchen, wo man sich auch mal hinsetzen und mit den Steinen meditieren kann und sie im Blickfeld eines jeden Besuchers die Herzen derer erfreuen. Wunderschön geschliffene Spitzen, Kugeln, Obeliske, Pyramiden, Herzen, Eier wie auch Drusen, Stufen, Aggregate und Familien aus Achat, Amethyst, Bergkristall und Coelestin aus dem Reich der Mineralien bringen Licht, Wohlgefühl und Atmosphäre dahin, wo man sie wertvoll mit lieblichem Umgang und Pflege zu schätzen weiss.

Je nach Belastung der Steine empfiehlt es sich, diese ab und zu mit kaltem Wasser zu reinigen, Rohes und Geschliffenes gut abtrocknen und an Sonne und Mond aktivieren. (Einmal wöchentlich ist zu empfehlen)

Drusen stellt man über längere Zeit nicht oder nur mit der Rückseite an die pralle Sonne, auch kann man sie mit der Öffnung nach unten (damit sie gut austropfen), an starker Stelle unterlegt, also leicht angehoben auf den Boden legen oder ganz in den Schatten stellen. Man macht dies so oft in einem Jahr, wie es der Ordnungsplan einer normalen Haushaltgestaltung ermöglicht.

Weitere Informationen im Kapitel „Reinigung und Aktivierung".

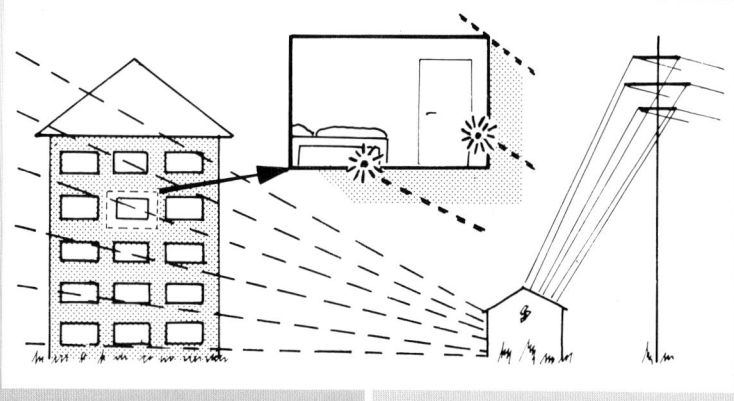

Reinigung und Aktivierung

Mineralien sind Mineralstoff- und Spurenelementspender, Informationsspeicher, Energieumwandler sowie Ausstrahlung schöpferischer Lichtenergie.

Damit das Wirkungsfeld edler Steine über längere Zeiträume in ihren ur-eigens bestimmten Schwingungsfrequenzen bewahrt werden, ist nach jedem Gebrauch eine entsprechende Reinigung und Aktivierung notwendig.

Diesem Kapitel ist besondere Beachtung zu schenken. Wir nehmen täglich viele Dinge in unsere Hände oder berühren sie. Ebenso halten wir uns auch in unterschiedlicher Umgebung auf oder treten damit in Reflexion. Was alles in der Luft liegen kann und was einen auch immer bewegt, all dies saugen die dabei getragenen Steine auf und reflektieren die gespeicherten Informationen an den Träger zurück. Hier bedarf es sicherlich keiner grossen Überlegung mehr, warum die Edelsteine zu entladen und zu reinigen sind. Im übrigen vergessen viele, dass Gold, Silber, Platin, Stahl und eben auch Kunststoffe u.v.a.m. Teile unserer

Mutter-Erde sind, die sich ebenfalls aufladen und ebenso alles reflektieren. Als Beispiele seien an dieser Stelle unsere Unterwäsche (Reflexion - Geruch), die Körperhygiene (Reflexion - Zwischenmenschlichkeit) und das tägliche Geschirr (Reflexion - Appetit) erwähnt. Wenn man den Steinen liebevolle Beachtung schenkt, nach jedem Einsatz unter fliessendem kalten Wasser reinigt, an Sonne und Mond aktiviert, kann sich unser Herz lange Zeit an ihrer Farbenpracht, Schönheit und Ausstrahlung erfreuen.

Hier gibt es eine Faustregel, die besagt: Alle Steine, welche unbehandelt (ohne Festiger) schleifbar sind, vor allem die härteren Sorten, kann man bedenkenlos mit Wasser entladen und reinigen. Bei Schleif-, Polier- und Bohrarbeiten entstehen trotz guter Wasserkühlung schnelle Oberflächenerwärmungen.

Die meisten Steine, ausser wasserhaltige wie Opale, Chrysopras (Korallen, Perlen) und solche mit metallischen Einlagerungen (Metall kann heisser als Steine werden), können ruhig auch Tage mit Sonnenenergie (Aktivität – Männlichkeit – Kraft) und Mondenergie (Passivität – Weiblichkeit – Gefühle) aufgeladen werden.

Alle übrigen Mineralien und Edelsteine können spielend unter sanftfliessendem kaltem Wasser gereinigt werden, aber bitte nicht im Wasser liegenlassen oder gar einlegen. So zum Beispiel werden mit der Zeit Pyritsonnen schneller spröde, ebenso auch Azurit, Chrysokoll, Schwefel, Türkis u. a. sind porös, werden deshalb viel Wasser aufsaugen und dadurch schneller zerbröckeln. Darum zur Aktivierung alle diese gereinigten Steine immer auf trockene Tücher auslegen und für eine direkte starke Sonnenbestrahlung vorerst sanft abtrocknen.

Zum Thema Reinigen mit Meersalz. Nun ja, in vergangener Zeit, wo das Leben, das Wohnen sowie die Ernährung noch sehr einfach waren, und als in den Dörfern und Städten noch keine genügende Trinkwasserversorgung vorherrschte, wurde das Trinkwasser oft mit Hilfe von Salz soweit als möglich keimarm gemacht. Salz hatte schon seit jeher zum Desinfizieren und Haltbarmachen einen festen Platz in der Ernährung, wie auch in der Heilkunde.

Vergessen darf man aber ebensowenig die Entwicklung der Gegenwart. Diese enorme Wohnkultur und unwahrscheinliche Hygiene in der Ernährung und rund um das Leitungs- und Abwasser. Dies alles brachte verbesserte Lebensumstände und eine längere Lebenserwartung. Davon konnte ebenso das gesamte Gesundheitswesen ganz gewaltig profitieren.

Genau das gleiche ist bei der Reinigung und Entladung der einzigartigen Edelsteine eingetreten. Früher brauchte man hierzu Salz oder Salzwasser und heute reinigt man sie mit Leitungs- und Quellwasser, oder wenn man in die Natur hinausgeht, auch an ruhig fliessender Stelle in einem klaren frischen Bergbach.

Aber eben keine Regel ohne Ausnahme. Steine, die mit sehr empfindsamer Haut oder mit Wunden in Berührung kommen, sind mit Meersalz (Jod ist sehr gut für die Schilddrüse, Magnesium wird intrazellular gespeichert, gut für geistige und körperliche Herausforderung), aber auch mit anderen geeigneten Mittel zu desinfizieren. Sind irgendwelche Rückstände von Klebstoffen oder Fett und anderem an den Steinen, so kann man das mit Wundbenzin oder -alkohol säubern. Hierfür lässt man ruhig den gesunden Verstand walten oder erkundigt sich beim Fachmann. Nachträglich gründliche Reinigung und Aktivierung der Steine ist absolut wichtig und unerlässlich.

Weitere Ausnahmen sind vor allem Magma, Korallen, Perlen, Muscheln u.a., die aus den Meeren kommen. Denn genau diese wunderschönen Schätze der Meere sind ja in diesem Element zu Hause. Auch der Bernstein wurde ja zum Teil von den Fischern der Ostsee nach grundaufwühlenden, heftigen Stürmen mit Netzen gefischt. Schwimmt als Beweis seiner Echtheit im Salzwasser.

Wegen der Sonne? – Hierbei muss man halt Gefühl und Verstand walten lassen. Zauberrezepte sind sicherlich nicht angebracht. Bedenken wir der Wichtigkeit dieser Lichtenergie für die Photosynthese und die biochemischen Vorgänge.

Und auch wegen den Farben noch, na ja, man gehe nur mal in die Fund- und Verarbeitungsgebiete, da türmen sich teils Berge edler Steine in den verschiedensten Klimaverhältnissen der Welt im Freien auf. Sie alle werden mühsam unter zum Teil sehr extremen Bedingungen aus der Erde geholt und tausende von Meilen durch sonnendurchflutete Länder transportiert. Abgefüllt in Container, Fässer und Kisten liegen die rohen Steine oft wochenlang an Quais, auf Flughäfen und an Bahnhöfen ... bei jedem Wetter herum.

Oder sind die Begegnungen mit den Steinen auf Märkten, Strassen, in Schaufenstern und Auslagen, Museen und Nationalparks persönlicher Reiseerinnerungen, oder die vielen Fernsehsendungen hierüber alle schon vergessen?

Da gibt es nur noch den Kältezustand vor dem Gefrierpunkt zu beachten, bedenke man der Felsstürze, Strasseneinbrüche usw., was alles auch mit Wasser und Frost zusammenhängt. Also während der eiskalten Winterzeit und wenn möglich sogar über das ganze Jahr, sind alle Steine am optimalsten an einem festen von Sonne und Mond erhellten Platz unter der Kupfer-Pyramide (auch andere Materialien) an sicherem Ort. Hierfür eignen sich ebenso die wunderschönen, aus verschiedensten Mineralien geschliffenen Edelstein-Pyramiden. Man kann diese so genau wie möglich in der Nord-Süd Ausrichtung auch auf einen ein- oder zweiseitig offenen Hohlkörper stellen. So haben unter diesem neutralen Kraftfeld einige der liebgewonnen Alltags- und Nachtbegleiter zum Aufladen und Aktivieren Platz.

Ob diese nun im Haus, in der Wohnung oder sogar im Geschäft, aber auch im Büro stehen, spielt grundsätzlich keine Rolle, nur dauerhaft soll der Standplatz gewählt sein. Pyron neutralisiert alle Fremdeinflüsse und deren gespeicherte Informationen. Die von vielen in der Zwischenzeit sicher schon geschätzten, für manche sogar unentbehrlichen Edelsteine, erlangen dadurch ihre ur-eigene Lichtschwingungsfrequenz der jeweiligen Kristallsysteme und deren mineralogischen Elementen.

Für den gezielten Einsatz und wirkungsvollen Gebrauch im Bereich Gesundheitsvorsorge und Förderung, empfiehlt es sich, die mit allen Geschehnissen des Alltags gespeicherten Edelsteine nicht in den Schlaf und die Steine der Nacht nicht ohne entsprechende Reinigung und Aktivierung in das Tagesgeschehen mitzunehmen. Ebenso wie Schuhe und Kleider zieht man auch jeden Abend beim Zubettgehen allen Schmuck, einschliesslich Silber und Gold in jeder Form ab (Ohr-, Fingerringe, Kettchen, Ketten, Hals-, Armreifen, Bänder, ob Leder oder Seide und auch die Armbanduhr). Ob diese nun über den Tag getragen oder einen durch die Nacht begleiten, alles ist unmittelbar danach gründlich unter fliessendem, kaltem Wasser, ohne ein Aneinanderreiben zu reinigen und zu entladen. Achtung – "Im Abflussrohr hat vieles Platz".

Zum Reinigen nimmt man am einfachsten ein Küchensieb oder gröberes Leinentuch, damit nichts verloren geht. Selbstverständlich birgt das Unterstützen durch aufbauende Gedanken, zusammen mit liebevollem In-den-Händen-halten der Steine und des Schmuckes, eine nicht zu unterschätzende Wirkung auf Körper, Geist und Seele. Denn "Es ist der Geist, der sich den Körper baut" (Goethe).

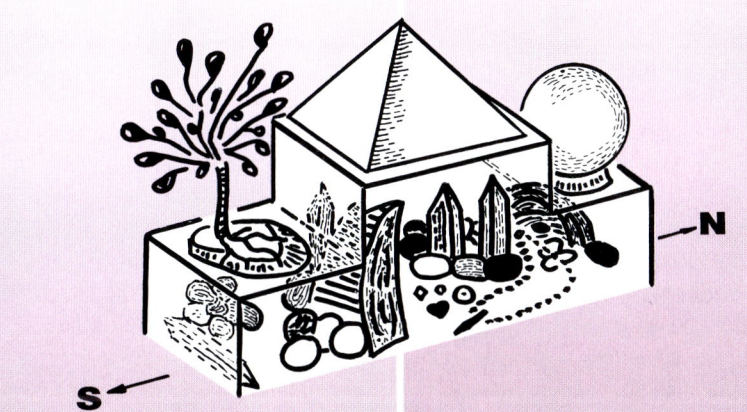

Anschliessend legt man alles zum Aktivieren auf ein Tuch, an dem hierfür bestimmten Ort drinnen oder draussen, wo Mond, Sterne und Morgensonne darauf scheinen. Die Nächte vor und bis nach Vollmond, am schönsten mit glitzerndem Sternenhimmel, sind für die Heilschwingungen der Steine von grosser Bedeutung. Die Nachtsteine werden am Morgen, spätestens aber in der Mittagszeit gereinigt und aktiviert.

Bezüglich der Reinigung mit Wasser kommt immer wieder die Frage auf, wie lange soll denn so was geschehen. Auch hierbei gilt die Faustregel, solange wie das Händewaschen und zwischendurch ist den Edelsteinen diese reinigende Erfrischung auch etwas länger zu gewähren. Alles in Metall gefasste – Kleinod und auch die wasserfeste Uhr kurz, hart beanspruchte Edelsteine länger entladen. Alle anderen Mineralien und im Buch bereits Erwähnten, nach Gefühl und Gutdünken reinigen. Selbstverständlich sind hierbei auch alle Edelsteinketten und Armbänder miteinzubeziehen. Alles, was am Faden aufgezogen ist, bitte nie nass aufhängen, sondern immer auf einem Tuch auslegen, und trotzdem reisst halt

mal ein Faden. Was? Warum? Ach ja, dieser Seidenfaden? Im Steinfachgeschäft kann man sich in bunten Farben und vielen Dicken solche kaufen. Dazu nimmt man am besten die defekte Kette zur Bestimmung des Fadendurchmessers mit. Das Selbstaufziehen macht viel Spass und man kann jederzeit Splitter und Kugeln ersetzen, ergänzen und die Kette kürzen oder wie es beliebt verlängern. Sicher kann man Reparaturen ebenso in nächster Nähe ausführen lassen.

Einige Anzeichen, warum sich Steine verändern können

strahlender

optimale Verhältnisse, Freude, Liebe, Glück, Harmonie, Entfaltung, Erfolg, Lebensmeisterung, den inneren Impulsen Folge leisten, ausgezeichneter Einsatzbereich und Auslastung, hervorragende Pflege, Hege und Wertschätzung

kraftvoller - klarer

voller Freude und Zuversicht, im Aufwind und zielstrebig, Ausweg, Besserung, Aufhellung, Lösung, Entwicklung, Klarstellung, Übersicht, Zuversicht, Erkenntnis, Genesung, Optimismus, Kreativität,

Intuition, Inspiration, schöpferisches Denken und Handeln, hervorragende Reinigung, Aktivierung und Sorgfalt

müde - matt- trüb

starke Beanspruchung, Ausscheidung, Stoffwechsel, Filtrierung, Klärung, Trauer, Last, Sorgsamkeit, Regeneration, mangelnde Reinigung, braucht längere Pausen, vermehrt an Sonne und Mond aktivieren, auch zu langes pausenloses Tragen über Tage, Bade-, Duschmittel, Parfüm, Öle, Make-up's

rissig - löchrig - porös

Absortion der Giftstoffe, opfert sich, harte Reflexionen, Lebenskampf, Selbstwertaufbau, viel mehr reinigen und aktivieren, Zeit der Mutter-Erde zu übergeben

zerbrechen - Verlust

Schutzschild, Freisetzung und Spannung, Lernprozess zum Abschiednehmen und Loslassen

Zum Nachschlagen

Absorbieren
aufsaugen, gänzlich beanspruchen

Achroit
fast farbloser bis farbloser Turmalin, recht selten

Amorphes Mineral
nicht kristallines Mineral

Assimilation
Umwandlung der aufgenommenen Nahrungsstoffe zu körpereigenen Stoffen

Atlas
erster Halswirbel – Ja-Gelenk

Axis (Dreher)
zweiter Halswirbel – Nein-Gelenk

Borat
Borverbindung mit verschiedenen Elementen

Cabochon
eine der ältesten Schliffarten

Carbonat
Kohlenstoffverbindung mit verschiedenen Elementen

Chakras
Rad oder Kreis Sanskritwort aus den indischen Veden ("Heilige Schrift") Energie-Zentren

Dioxid
Sauerstoffverbindung mit verschiedenen Elementen mit zwei Sauerstoffatomen

Dravit
gelbbrauner bis dunkelbrauner Turmalin

Druse
eine Höhlung im Gestein mit Kristallansammlungen an den Wänden.

Elemente
verschiedene Formen eines Ur-Stoffes in der Physik und Chemie

Enzym
sind Eiweisskörper, die als Biokatalysatoren den Ablauf von biochemischen Umsetzungen im Stoffwechsel beschleunigen. Protein für die Beschleunigung spezifisch chemischer Reaktionen, ohne sich selbst dabei zu verbrauchen oder zu verändern

Geode
Hohlraum im Gestein nahezu völlig mit kristallisierten Mineralien gefüllt

Hyazinth
Zirkonvarietät mit orangeroter Färbung, undurchsichtig, mit starkem Diamantglanz. Vor Sonnenlicht schützen, sonst wird er dunkel und verliert seinen Glanz

Isomorphose
zusammenhängende Formentwicklung

Komposition
Zusammensetzung, Aufbau und Gestaltung, Musik

Kondensator
Verdichter und Speicher von Energie

Metamorphose
Teilumwandlung des Gesteins durch Druck- und Temperatureinwirkung

Morphose
Entwicklung und Ausbildung von Gesteinen

Oktaeder (Achteckflächner)
Kristallform des Elementes Kohlenstoff. Doppel-Pyramiden-Form

Oxid
Sauerstoffverbindung mit verschiedenen Elementen (z.B. Rost)

Phosphat
Phosphorverbindungen mit verschiedenen Elementen

Pseudometamorphose
Teil-Rückentwicklung und Umwandlung

Pyron
Pyramiden-Energie, entsteht durch Form und Ausrichtung. Energieantennenform (Kohlenstoff Kristallisationsform)

Reflexion
Rückstrahlung – Spiegelung von Licht, Wärme, Schall u.a., Vertiefung eines Gedankenganges, Betrachtung

Resonanz
Widerhall, Mittönen, Mitschwingen

Resorption
ein- und aufsaugen

Ritzhärte
jedes in der Reihenfolge von 1 –10 eingestufte Mineral ritzt das vorhergehende und wird selbst vom nachfolgenden geritzt. Gleich harte Mineralien ritzen sich nicht. Ritzproben dürfen nur mit scharfkantigen Stücken oder mit speziellem Ritzbesteck auf frischen, unzersetzten Steinen erfolgen. Geriffelte Ausbildungen, blättrige Kristalle oder angewitterte Stufen täuschen geringere Härte vor. (Edelsteine u. Schmuckstücke von W.Schumann)

Rohbelassene
aus den Felsen (Gesteinsmassen) herausgebrochene, abgekantete Stücke

Siberit
lilaroter bis violettblauer Turmalin, sehr selten

Silicat
Siliciumverbindung mit verschiedenen Elementen und Sauerstoff

Solar Plexus
Sonnengeflecht, Zentrum des venösen (Parasympathikus) und des arteriellen (Sympathikus) Nervensystem

Synthese
Zusammenfügung einzelner Teile zu einer höheren Einheit

Trommelsteine
in Metalltrommeln werden rohe Mineralien mit Diamantstaub und Wasser aneinander rund geschliffen. (Künstlicher Bachbetteffekt)

Ultravibration
Elektromagnetische Wellen

Vitamin B 12
Der B-Komplex sind wasserlösliche Vitamine, die für Nerven wichtig sind. B 12 ist der sehr wichtige Blutbaustein Kobalamin worin ca. 4.5 % Kobalt fest eingebunden ist

achwort

Bin fest überzeugt, dass der Inhalt dieses Buches, Ihnen, Euch, Ihr, Sie, Dich, Dir, ja alle Leser ganz fest herausfordert zum Besinnen, zum Nachdenken, zum Überlegen, zum Nachvollziehen und zum Widerlegen.

Es ist aufbauend, aufregend, abregend, erregend, anregend und beruhigend zugleich, zu sehen, dass zwischen Himmel und Erde noch vieles offen bleibt.

Es bringt Genugtuung, dass andere und so wie ich selbst, aber auch Du nicht vollkommen, unperfekt aber immer wissbegierig und strebsam im irdischen Leben bleibst.

Etwas will ich ganz den Gedanken und dem Autorenschaffen über- und offenlassen, wie, über was allerlei und wann genau wird wohl die nächste Buch- und Videofilm-Herausgabe sein . . .

„Gesundheit im Sein durch Schöpfers-Kraft im Stein" ISBN 3-9520490-1-8

„Heilkraft mir der Stein verschafft"
(VHS) ISBN 3-9520490-2-6

Mit Kraft, Licht und Liebe Ihr Autor
Walter J. Beeler

Bemerkung zum Diamant – Seite 51

Natürlich haben Sie es auch gewusst, dass der Diamant als härtester Stein der Ritzskala die Härte 10 aufweist. Deshalb wird er zum Sägen, Fräsen, Schneiden, Schleifen, Polieren und Bohren von Steinen eingesetzt

„Gesundheit im Sein – durch Schöpfers-Kraft im Stein"
Vorausgelesen aus dem Kapitel
„Heilkraft mir der Stein verschafft"

Körper-Analogie

Arme – Amazonit
Bewegungsfreiheit und Handlungsspielraum
– Rhodochrosit
durch gefühlvolles Umarmen Ausdruck gewähren

Atmungsorgane – Amazonit
sanftes Atmen durch die Nacht
– Bernstein
ermöglicht wohltuenden Atemfluss

Augen – Bergkristall
sanft durchdringende Licht-Blicke
– Malachit
reinigt den Durch-Blick in Situationen

Bandscheiben – Bergkristall
aufrecht im Leben stehen
– Hämatit
vertrauensvoll das eigene ICH aufrichten

Atlas – Bergkristall
Erleichterung beim Entscheiden
– Lapislazuli
Aufblühen im schöpferischen Bewusstsein

Lebenszusammenhänge-Analogie

Amazonit – Belastbarkeit
Spielraum in der Anforderung
– Gelöstsein
Entspannung zulassen

Bergkristall – Entspannung
Frieden und Freude erfahren
– Erkenntnis
immer rechtschaffen zu handeln

Chrysokoll – Freude
dem natürlichen Wachstum Raum gewähren